あらゆる場面で使える

鎮静・鎮痛 Q&A 96

安宅一晃 編

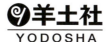

謹告

　本書に記載されている診断法・治療法に関しては，発行時点における最新の情報に基づき，正確を期するよう，著者ならびに出版社はそれぞれ最善の努力を払っております．しかし，医学，医療の進歩により，記載された内容が正確かつ完全ではなくなる場合もございます．

　したがって，実際の診断法・治療法で，熟知していない，あるいは汎用されていない新薬をはじめとする医薬品の使用，検査の実施および判読にあたっては，まず医薬品添付文書や機器および試薬の説明書で確認され，また診療技術に関しては十分考慮されたうえで，常に細心の注意を払われるようお願いいたします．

　本書記載の診断法・治療法・医薬品・検査法・疾患への適応などが，その後の医学研究ならびに医療の進歩により本書発行後に変更された場合，その診断法・治療法・医薬品・検査法・疾患への適応などによる不測の事故に対して，著者ならびに出版社はその責を負いかねますのでご了承ください．

はじめに

　鎮静や鎮痛というと夜間せん妄，特に集中治療室で人工呼吸中のせん妄に対する治療が思い出されることが多いです．ただ，これは院内で行われている鎮静の一部に過ぎません．実際，院内ではさまざまな場面で鎮静，特に静脈内投与が行われています．例えば術後の鎮痛薬と鎮静薬の静脈内投与や，重症患者などでは中心静脈路確保の場合の鎮静薬の静脈内投与，それからカテーテルや内視鏡の際の鎮静薬の静脈内投与などがあります．小児ではMRIや心エコーのときでも使用する場合もあります．この鎮静が不十分だとより不穏になる場合や，過量投与になると呼吸停止や心停止となる場合もあります．非常に危険であるにもかかわらず，日本においてはガイドラインやマニュアルが十分であるとはいえません．

　一方，アメリカの病院機能評価機構であるThe Joint Commission（TJC）ではここを詳細に決めるようにしています．病院で鎮静薬や鎮痛薬の使用状況を把握し，管理者を置くことを義務づけています．しかも，呼吸抑制のある薬剤の使用にあたっては一定の基準を満たした講習会やトレーニングを終了した者だけが使用できるとなっています．

　このように院内の鎮静・鎮痛のなかでも，特に処置時の中等度の鎮静は非常に危険かつ問題だと考えられています．アメリカでは2002年に米国麻酔科学会（ASA）が「非麻酔科医による鎮静/鎮痛に関する診療ガイドライン」を発表して全米でもかなり鎮静薬の危険性の認識が高まりました．つまり，鎮静薬は危険な薬で使用法を誤れば，患者を危険にさらすことになるという考えがあり，安易に使用すべきでないと考えているようです．

　そこで本書では処置時の場合に多い，中等度〜高度の鎮静に関してQ&A形式で明日から使える知識をまとめました．鎮静・鎮痛のガイドラインの現状，鎮静薬や鎮痛薬の薬理学，標準的な鎮静・鎮痛のやり方，トラブルへの対処法，各場面での鎮静・鎮痛の実際，鎮静のトレーニング法などに関してわかりやすく，専門の先生方にまとめていただきました．明日からの臨床に役立つ知識が簡潔にまとまっていると思います．本書で臨床に使える知識を身につければ，すぐに現場で役立つものと信じています．鎮静や鎮痛でのトラブルがなくなり，患者に快適で，安全な鎮静・鎮痛が広がることを期待しています．

2016年7月

奈良県総合医療センター　集中治療部
安宅一晃

あらゆる場面で使える

鎮静・鎮痛 Q&A 96 Contents

- ◆ はじめに .... 安宅一晃　3
- ◆ 執筆者一覧 10

第0章　ガイドラインをおさえる

- **Q1** 診療ガイドラインはどのように作成・評価され，どのように利用すべきですか？ .... 上農喜朗　12
- **Q2** 日本のガイドラインでおさえておくべきものを教えてください .... 上農喜朗　14
- **Q3** 海外のガイドラインでおさえておくべきものを教えてください .... 上農喜朗　17

第1章　鎮静・鎮痛の基本をおさえる

1 中等度/深鎮静・鎮痛の基本をおさえる

- **Q4** 中等度/深鎮静・鎮痛とはどのようなものですか？ .... 二階哲朗　22
- **Q5** 鎮静・鎮痛担当者とはどのようなものですか？ .... 二階哲朗　25

2 薬理学的な基本をおさえる

- **Q6** 排出半減期について教えてください .... 沖田寿一　29
- **Q7** 相乗作用について教えてください .... 沖田寿一　31
- **Q8** 投与経路はどのようなものがありますか？ .... 沖田寿一　32
- **Q9** ベンゾジアゼピンの代表薬は？発現時間，持続時間，半減期は？ .... 沖田寿一　34
- **Q10** プロポフォールの発現時間，持続時間，半減期，代表薬は？ .... 沖田寿一　36

Q11	デクスメデトミジンの特徴，薬物動態は？	古谷健太	38
Q12	オピオイドの代表薬とその特徴，薬物動態は？	古谷健太	41
Q13	ケタミンの特徴，薬物動態は？	古谷健太	44
Q14	NSAIDs，アセトアミノフェンの作用機序，代表薬とその薬物動態は？	古谷健太	47
Q15	局所麻酔薬の発現時間，持続時間，代表薬は？	古谷健太	50
Q16	拮抗薬（ベンゾジアゼピン，オピオイド）の薬物動態と，拮抗の際の注意点は？	古谷健太	53

3 鎮静と痛みの評価の基本をおさえる

Q17	鎮静と痛みの評価法には何がありますか？	羽場政法	55
Q18	鎮静のスケールとは？	羽場政法	58
Q19	特殊患者（小児，知的障害，認知症など）の鎮静スケールとは？	羽場政法	61
Q20	痛みのスケールとは？	羽場政法	63
Q21	特殊患者（小児，知的障害，認知症など）の鎮痛スケールとは？	羽場政法	66
Q22	回復室で使用できる評価スケールはありますか？	羽場政法	69

第2章　中等度/深鎮静・鎮痛の実際

1 患者評価や鎮静・鎮痛法について

Q23	事前スクリーニングはどのようにすればよいですか？	五十嵐 寛	71
Q24	インフォームド・コンセント（承諾書を含む）の方法は？	五十嵐 寛	76
Q25	鎮静法の選択（鎮静施行場所を含む）はどのようなものがありますか？	五十嵐 寛	77

2 鎮静・鎮痛中のモニタリングと輸液について

| Q26 | 鎮静・鎮痛中のモニタリングの目的と種類は何ですか？ | 二階哲朗 | 81 |
| Q27 | 輸液の選択と投与量はどうすればよいですか？ | 二階哲朗 | 85 |

3 鎮静・鎮痛後の回復室管理について

- **Q28** 回復室とはどのようなもので、設備には何が必要ですか？ ……… 上嶋浩順　88
- **Q29** 回復室でのモニタリングの目的と種類は何ですか？ ……… 上嶋浩順　90
- **Q30** 退室基準はどのようなものがありますか？ ……… 上嶋浩順　91

4 鎮静・鎮痛担当者の資格と役割について

- **Q31** 鎮静・鎮痛担当者の資格認定とその要件は何ですか？ ……… 駒澤伸泰　93
- **Q32** 鎮静・鎮痛前，鎮静中，回復期における鎮静・鎮痛担当者の仕事は何ですか？ ……… 駒澤伸泰　95

5 合併疾患をもつ高リスク患者の鎮静・鎮痛について

- **Q33** 高齢者の鎮静の注意点はなんですか？ ……… 小澤章子　97
- **Q34** 肥満患者の鎮静の注意点はなんですか？ ……… 小澤章子　101
- **Q35** 呼吸器疾患（COPD）をもつ患者の鎮静の注意点はなんですか？ ……… 小澤章子　104
- **Q36** 循環器疾患をもつ患者の鎮静の注意点はなんですか？ ……… 小澤章子　107
- **Q37** 慢性腎不全をもつ患者の鎮静の注意点はなんですか？ ……… 小澤章子　110

6 中等度/深鎮静・鎮痛の合併症管理について

- **Q38** 中等度/深鎮静・鎮痛に伴う合併症は何ですか？ ……… 藤原俊介　113
- **Q39** 合併症に関与する因子は何ですか？？ ……… 藤原俊介　114
- **Q40** 合併症（呼吸器系）に対する対策は何ですか？ ……… 藤原俊介　116
- **Q41** 合併症（循環器系）に対する対策は何ですか？ ……… 藤原俊介　118
- **Q42** 合併症（消化器系）に対する対策は何ですか？ ……… 藤原俊介　120
- **Q43** 合併症（その他）に対する対策は何ですか？ ……… 藤原俊介　121

7 鎮静・鎮痛の実際

- **Q44** 鎮静・鎮痛前評価の具体例はどのようなものですか？ ……… 駒澤伸泰　123
- **Q45** 鎮静・鎮痛前計画の具体例はどのようなものですか？ ……… 駒澤伸泰　125
- **Q46** 鎮静・鎮痛実施中の具体例はどのようなものですか？ ……… 駒澤伸泰　128

- Q47 回復室の具体例はどのようなものですか? ……… 駒澤伸泰 130

8 鎮静のシミュレーショントレーニング

- Q48 シミュレーショントレーニングの目的は何ですか? ……… 梅井菜央 132
- Q49 シミュレーショントレーニングの利点は何ですか? ……… 梅井菜央 133
- Q50 シミュレーショントレーニングの対象者は誰ですか? ……… 梅井菜央 134
- Q51 シミュレーショントレーニングには
  どのようなタイプがありますか? ……… 梅井菜央 136
- Q52 シミュレーショントレーニングコースの実際は
  どのようなものでしょうか? ……… 梅井菜央 138
- Q53 フィードバック法はどうすればよいですか? ……… 梅井菜央 140
- Q54 JAMS 鎮静コースについて教えてください
  (勉強法について) ……… 羽場政法 142
- Q55 Procedural Sedation Course (処置時の鎮静コース)
  について教えてください ……… 本間洋輔 145

第3章　様々な状況での鎮静・鎮痛

1 内視鏡検査室

- Q56 対象手技にはどのようなものがありますか? ……… 中川雅史 147
- Q57 鎮静・鎮痛前評価はどのようにしますか? ……… 中川雅史 149
- Q58 鎮静・鎮痛前計画はどのようにしますか? ……… 中川雅史 151
- Q59 鎮静・鎮痛実施,モニタリングはどのようにしますか? ……… 中川雅史 154
- Q60 合併症にはどのようなものがありますか? ……… 中川雅史 157

2 カテーテル検査室

- Q61 対象手技にはどのようなものがありますか? ……… 藤本一弘 159
- Q62 鎮静・鎮痛前評価はどのようにしますか? ……… 藤本一弘 161
- Q63 鎮静・鎮痛計画にはどのようなものがありますか? ……… 藤本一弘 164
- Q64 鎮静・鎮痛実施,モニタリングはどのようにしますか? ……… 藤本一弘 166
- Q65 合併症にはどのようなものがありますか? ……… 藤本一弘 170

3 集中治療室

- Q66 必要な病態にはどのようなものがありますか? ……… 後藤安宣 173
- Q67 鎮静・鎮痛前評価はどのようにしますか? ……… 後藤安宣 175
- Q68 鎮静・鎮痛前計画はどのようにしますか? ……… 後藤安宣 177
- Q69 鎮静・鎮痛実施，モニタリングはどのようにしますか? ……… 後藤安宣 179
- Q70 合併症にはどのようなものがありますか? ……… 後藤安宣 180

4 救急部

- Q71 対象手技にはどのようなものがありますか? ……… 鈴木光洋, 松島久雄 182
- Q72 鎮静・鎮痛前評価はどのようにしますか? ……… 鈴木光洋, 松島久雄 184
- Q73 鎮静・鎮痛前計画はどのようにしますか? ……… 鈴木光洋, 松島久雄 186
- Q74 鎮静・鎮痛実施，モニタリングはどのようにしますか? ……… 鈴木光洋, 松島久雄 188
- Q75 合併症にはどのようなものがありますか? ……… 鈴木光洋, 松島久雄 191

5 診療所（外来診療）

- Q76 対象手技にはどのようなものがありますか? ……… 本間洋輔 193
- Q77 鎮静・鎮痛前評価はどのようにしますか? ……… 本間洋輔 194
- Q78 鎮静・鎮痛前計画はどのようにしますか? ……… 本間洋輔 197
- Q79 鎮静・鎮痛実施，モニタリングはどのようにしますか? ……… 本間洋輔 199
- Q80 合併症にはどのようなものがありますか? ……… 本間洋輔 201

6 小児

- Q81 対象手技にはどのようなものがありますか? ……… 宇城敦司 203
- Q82 鎮静・鎮痛前評価はどのようにしますか? ……… 宇城敦司 206
- Q83 鎮静・鎮痛前計画はどのようにしますか? ……… 宇城敦司 209
- Q84 鎮静・鎮痛実施・モニタリングはどのようにしますか? ……… 宇城敦司 211
- Q85 合併症にはどのようなものがありますか? ……… 宇城敦司 215

7 歯科

- Q86 歯科治療ではどのような処置のときに，どのような鎮静を必要としますか？ ……… 瀬尾憲司 216
- Q87 鎮静・鎮痛前の評価はどのようにしますか？ ……… 瀬尾憲司 218
- Q88 鎮静・鎮痛前計画はどのようにしますか？ ……… 瀬尾憲司 220
- Q89 鎮静・鎮痛実施，モニタリングはどのようにしますか？ ……… 瀬尾憲司 222
- Q90 合併症にはどのようなものがありますか？ ……… 瀬尾憲司 225

第4章　現状と展望

1 米国における鎮静・鎮痛の現状と問題点

- Q91 米国における中等度鎮静の現状はどのようになっていますか？ ……… 乗井達守 227
- Q92 米国における中等度鎮静のトレーニングはどのようになっていますか？ ……… 乗井達守 232
- Q93 The Joint Commission (TJC) における鎮静とはどのようなものですか？ ……… 乗井達守 236

2 日本における鎮静・鎮痛の現状と問題点

- Q94 日本における中等度鎮静の現状はどのようになっていますか？ ……… 野村岳志 240
- Q95 日本における中等度鎮静の問題点はなんですか？ ……… 野村岳志 243
- Q96 今後の展望はどうなるのでしょうか？ ……… 野村岳志 246

- ◆ 索引 ……… 249

執筆者一覧

◆ 編 集

安宅　一晃（奈良県総合医療センター 集中治療部）

◆ 執 筆（掲載順）

上農　喜朗（紀南病院 麻酔科）
二階　哲朗（島根大学医学部麻酔科学講座 集中治療部）
沖田　寿一（市立奈良病院 麻酔科）
古谷　健太（新潟大学大学院医歯学総合研究科 麻酔科学分野）
羽場　政法（国保日高総合病院 麻酔科）
五十嵐　寛（浜松医科大学医学部 臨床医学教育学講座）
上嶋　浩順（昭和大学病院 麻酔科）
駒澤　伸泰（大阪医科大学 麻酔科学教室）
小澤　章子（国立病院機構静岡医療センター 麻酔科・集中治療部）
藤原　俊介（大阪医科大学 麻酔科学教室）
梅井　菜央（日本医科大学 集中治療科）
本間　洋輔（東京ベイ・浦安市川医療センター 救急集中治療科）
中川　雅史（堺市立総合医療センター 臨床教育研究センター）
藤本　一弘（国立病院機構北海道医療センター 麻酔科）
後藤　安宣（市立奈良病院 集中治療部）
鈴木　光洋（獨協医科大学越谷病院 救命救急センター・救急医療科）
松島　久雄（獨協医科大学越谷病院 救命救急センター・救急医療科）
宇城　敦司（大阪市立総合医療センター 集中治療部）
瀬尾　憲司（新潟大学大学院医歯学総合研究科 歯科麻酔学分野）
乗井　達守（ニューメキシコ大学 救急部）
野村　岳志（横浜市立大学大学院医学研究科 麻酔科学）

あらゆる場面で使える
鎮静・鎮痛
Q&A 96

第0章 ガイドラインをおさえる

　診療ガイドラインはどのように作成・評価され，どのように利用すべきですか？

　診療ガイドラインとは，診療上の重要度の高い医療行為について，科学的な根拠に基づいた系統的な手法によって行われた総体評価により作成され，患者と医療者の意思決定を支援するための推奨を提示する文書である（「Minds診療ガイドラインの定義」を一部改変）．

　ガイドライン作成にあたっては公益財団法人日本医療機能評価機構から詳細な資料が提供されている[1]．同機構が運営する医療情報サービスMindsでは，2011年以降に各団体が作成した380の診療ガイドラインをAGREE Ⅱ（Appraisal of Guidelines for Research & Evaluation Ⅱ）によって評価し，基準に達した178の診療ガイドラインをホームページ上に掲載している[2]．Mindsのほかに，各学会のホームページや文献検索でガイドラインを得ることができる．また東邦大学医学メディアセンターホームページ[3]からも検索可能である．

　実際の臨床における診療ガイドラインの位置づけは，標準的な診療方法として認識されるが，患者の臨床状況に必ずしも適用できるとは限らず，**医療者の経験が優先される場合もある**[2]．

　医療訴訟において診療ガイドラインが引用された211件の訴訟では，ガイドライン不遵守がないと判断された92件中過失なしと判断されたものは90件（97.8％）であったが，ガイドライン不遵守があると判断された66件においては過失なしと判断されたものは35件（53.0％）であった．ガイドライン不遵守で過失があると判断された訴訟の内容を検討した結果，ガイドラインを診療の判断の1つの材料として利用することが重要であると考えられた[4]．

　したがって，患者の状態や他の要因によって医療者が**ガイドラインと異なる判断のもと診療を行う場合**は，どのような理由でその判断に至ったかを検証し，診療録に記録し，**患者と家族から説明に基づく同意を得る**よう努力すべきである．

- ☑ 診療ガイドラインは，科学的な根拠に基づいた系統的な手法によって作成され，患者と医療者の意思決定を支援するための推奨を提示する文書である．
- ☑ 診療ガイドラインは標準的な診療方法であるが，患者の臨床状況や医療者の経験によって異なる判断のもと診療が行われる場合もある．
- ☑ 医療者がガイドラインと異なる判断のもと診療を行う場合は，その理由を検証し，診療録に記録し，患者と家族から説明に基づく同意を得るよう努力する．

〈上農喜朗〉

文献
1)「Minds 診療ガイドライン作成マニュアル Ver. 2.0」（公益財団法人日本医療機能評価機構EBM医療情報部），2016
2)「診療ガイドライン評価選定2016」
 https://minds.jcqhc.or.jp/n/st_1.php?page=27
3)「東邦大学医学メディアセンターホームページ」
 http://www.mnc.toho-u.ac.jp/mc/er/info_guideline.php
4) 特別寄稿2 ガイドラインと医療訴訟について —弁護士による弁護士による211の裁判例の法的解析—「Minds 診療ガイドライン作成マニュアル」［Internet］．2015［cited 2016/03/22］．
 http://minds4.jcqhc.or.jp/minds/guideline/pdf/special_articles2.pdf

Q2 日本のガイドラインでおさえておくべきものを教えてください

　鎮静・鎮痛の目的は，**侵襲的な処置や検査において患者の不安や痛みを緩和すること**から，**協力の得にくい患者や状況で療養や治療を行うこと**，さらに，**疾患による痛みや不安を緩和すること**まで多岐にわたる．鎮静・鎮痛は，現在の医療において必要不可欠であるが，使用を誤ると患者に不必要な苦痛や忍耐を強いたり，医療者に負担をかけたりするだけでなく，重度の障害や生命予後にもかかわる重大な合併症をきたす危険もある．

　鎮静・鎮痛の目的が異なると管理方法も異なる．すなわち，目標とする鎮静の深度，使用する薬剤の組合わせ，鎮静・鎮痛中のモニタリングや補助的に必要な気道確保や人工呼吸なども違ってくる．例えば侵襲的な処置・検査の場合[1〜3]，鎮静・鎮痛時間はできるだけ短時間で終了後の早い回復が望まれるのに対して，集中治療では状態評価や意思疎通のための間欠的鎮静・鎮痛の重要性が指摘されている[4]．一方，がんなどの苦痛緩和のための鎮静では間欠的鎮静だけでなく，意識の低下を継続する持続的鎮静が求められる場合もある[5]．

　このようなことを踏まえて，関連学会や医療団体から各分野に特有な問題をもとにしたガイドラインが発表されている（表1）．ここで掲載した多くのガイドラインは，AGREE IIによる評価を経てMindsホームページ上に掲載されている．

☑ 鎮静・鎮痛ガイドラインの目的・対象・使用者は多岐にわたる．

〈上農喜朗〉

表 ● 日本の鎮静・鎮痛ガイドラインの例

ガイドラインのタイトル	発表年/Minds掲載	作成団体	対象・利用者・目的	参照
人工呼吸中の鎮静のためのガイドライン	2007年/掲載なし	日本呼吸療法医学会	対象：気管挿管または気管切開下に人工呼吸を行う集中治療室に収容されている成人患者 利用者：医師・看護師・理学療法士・呼吸療法認定士など 目的：人工呼吸中の鎮静の標準化	6)
歯科診療における静脈内鎮静法ガイドライン	2009年/2011年	日本歯科麻酔学会 日本歯科医学会	対象：歯科診療時に静脈内鎮静を必要とする患者 利用者（明確な記載はなし）：静脈内鎮静下に歯科診療を実施する歯科医師をはじめとする医療者 目的：①安全・安心で質の高い歯科医療が受けられる体制を構築すること．②静脈内鎮静法における「意識下鎮静法」を安全かつ効果的に行うこと．③医療者が「静脈内鎮静法」を行っている状況で適切な判断を下せるよう支援する	1)
苦痛緩和のための鎮静に関するガイドライン	2010年/2012年	日本緩和医療学会	対象：意識を保つことを前提とした緩和ケアでは緩和することができない苦痛を体験する一部のがん患者 利用者：緩和ケア病棟や緩和ケアチーム，あるいは，緩和ケアチームもしくは緩和ケアに習熟した医師の診療・助言のもとで診療を行っている医療チーム 目的：医師や看護師が鎮静，特に深い持続的鎮静を適切に行い得るように支援することを通じて，患者がより質の高いケアを受けられるようにすること	5)
MRI検査時の鎮静に関する共同提言	2013年/掲載なし	日本小児科学会 日本小児麻酔学会 日本小児放射線学会	対象：MRI検査を受ける小児患者 利用者（明確な記載なし）：医師（検査依頼医，鎮静担当医，診断医），看護師 目的：小児患者のMRI検査のための鎮静をより安全にするための基準を示すこと	3)
内視鏡診療における鎮静に関するガイドライン	2013年/2013年	日本消化器内視鏡学会 日本麻酔科学会	対象：消化器内視鏡検査・治療を受ける患者 利用者：消化器内視鏡を施行する臨床医及びその指導者 目的：消化器内視鏡診療上，鎮静が必要と考えられた局面においてどのような鎮静法がよいかの指針	2)

表 ● 日本の鎮静・鎮痛ガイドラインの例（つづき）

ガイドラインのタイトル	発表年/Minds掲載	作成団体	対象・利用者・目的	参照
NICUに入院している新生児の痛みのケアガイドライン	2014年/掲載なし	日本周産期・新生児医学会 日本未熟児新生児学会 日本麻酔科学会 日本新生児看護学会	対象：治療・処置のためにNICU・GCU・継続治療室等に入室している早産児や疾病を有する正産期児 利用者：NICU・GCU・継続治療室等で勤務する医療者 目的：新生児の痛みのケアを実践し，痛みをコントロールし，入院中の痛みの緩和や生活の質の向上に寄与する	7)
日本版・集中治療室における成人重症患者に対する痛み・不穏・せん妄管理のための臨床ガイドライン	2015年/2015年	日本集中治療医学会J-PADガイドライン作成委員会	対象：成人重症患者 利用者：重症患者管理に携わる医療者 目的：患者の痛み，不穏，せん妄をより総合的に管理できるように支援する	4)

文献

1) 「歯科診療における静脈内鎮静法ガイドライン 2009」（一般社団法人日本歯科麻酔学会）
http://minds.jcqhc.or.jp/n/med/4/med0074/G0000205/0001
http://kokuhoken.net/jdsa/publication/file/guideline/guideline_intravenous_sedation.pdf.

2) 小原勝敏，他：内視鏡診療における鎮静に関するガイドライン．日本消化器内視鏡学会雑誌，55：3822-3847，2013

3) 「MRI検査時の鎮静に関する共同提言」[Internet]．2013［cited 2016/3/21］．
https://www.jpeds.or.jp/modules/guidelines/index.php?content_id=33

4) 「日本版・集中治療室における成人重症患者に対する痛み・不穏・せん妄管理のための臨床ガイドライン」（一般社団法人日本集中治療医学会J-PADガイドライン作成委員会），総合医学社，2015

5) 「苦痛緩和のための鎮静に関するガイドライン 2010年版」（特定非営利活動法人日本緩和医療学会緩和医療ガイドライン作成委員会），金原出版，2010

6) 「人工呼吸中の鎮静のためのガイドライン」[Internet]．2007［cited 2016/03/22］
http://square.umin.ac.jp/jrcm/contents/guide/page03.html.

7) 「NICUに入院している新生児の痛みのケアガイドライン」[Internet]．2014［cited 2016/03/22］
http://www.anesth.or.jp/guide/pdf/20150323guideline.pdf.

第0章 ガイドラインをおさえる

Q3 海外のガイドラインでおさえておくべきものを教えてください

　米国麻酔科学会が2002年に発表した"Practice guidelines for sedation and analgesia by non-anesthesiologists"[1]（非麻酔科医による鎮静/鎮痛に関する診療ガイドライン）は，処置・検査中の鎮静・鎮痛一般について，標準的な医療を示し，鎮静・鎮痛ガイドラインの基本となるものである．非麻酔科医が実施する鎮静・鎮痛を対象としているが，麻酔科医にとっても施設での鎮静・鎮痛のマニュアルなどの作成にあたって中心となって活動するときの指針となるガイドラインである．日本語訳も発表されているのでぜひ一読していただきたい[2]．

　表1に海外の鎮静・鎮痛ガイドラインの例を示す．海外のガイドラインを参考にするときに注意すべき点は，国により医療制度が異なること，海外で使用できる薬剤や機器・機材が日本では使用できないことがあること，何より文化が異なることである．そのようなことを踏まえて，日本集中治療医学会は，米国集中治療医学会が2013年公表した"Clinical practice guidelines for the management of pain, agitation, and delirium in adult patients in the intensive care unit"[3]をもとに「日本版・集中治療室における成人重症患者に対する痛み・不穏・せん妄管理のための臨床ガイドライン」を発表した[4]．

　消化器内視鏡検査におけるプロポフォールの使用に関するガイドラインは，医療経済と安全，さらに政治的なことから欧米で大きな混乱をきたした[5〜9]．プロポフォールによる鎮静は内視鏡検査において有用性が認識される一方，容易に深鎮静から全身麻酔のレベルに達する危険があることから，鎮静実施者には全身麻酔に対応できる知識と技量が求められる[5]．欧米ではこのような鎮静に麻酔科医が立ち会った場合，費用が高額になる．適切なトレーニングを受けた医療者が管理できるようにしたいという消化器内視鏡実施医療者側の立場と，安全を優先すべきであるという麻酔科医側の立場が対立した．ヨーロッパでは2010年に消化器内視鏡実施医療者側とヨーロッパ麻酔科学会が共同で非麻酔科医によるプロポフォール鎮静のガイドラインを発表し，European Journal of AnaesthesiologyとEndoscopy[6]の両学会誌に同時掲載された．その後これに反対する意見がヨーロッパ麻酔科学会のなかから起こり[7]，2012年にEuropean Journal of Anaesthesiologyに掲載されたガイドラインはとり下げられた[8]．こ

表 ● 海外の鎮静・鎮痛ガイドラインの例

ガイドラインのタイトル	発表年	作成団体	対象・利用者・目的	参照
・Practice guidelines for sedation and analgesia by non-anesthesiologists	2002	・American Society of Anesthesiologists	対象：侵襲的な処置・検査を受ける患者 利用者：麻酔が専門でない医療者 目的：いろいろな場所（病院，診療所，歯科診療所など）での処置・検査中の鎮静・鎮痛のリスクを最小限にしつつ，医療者が患者にその効果を提供できるようにする	1)
・Guidelines for monitoring and management of pediatric patients during and after sedation for diagnostic and therapeutic procedures: an update	2006	・American Academy of Pediatrics ・American Academy of Pediatric Dentistry	対象：小児 利用者：医科・歯科診療にかかわる医療者 目的：従来の環境（手術室）以外の場所での小児の処置・検査におけるガイドラインを整理統一し，モニタリング法を明確にし，文献情報を提供し，鎮静の安全性とアウトカムを改善する	10)
・Recommended practices for managing the patient receiving moderate sedation/analgesia	2007	・Association of perioperative Registered Nurses	対象：いろいろな場所・状況での中等度鎮静・鎮痛を受ける患者 利用者：認定麻酔看護師 目的：いろいろな場所・状況での中等度鎮静・鎮痛	11)
・Sedation and anesthesia in GI endoscopy	2008	・American Society for Gastrointestinal Endoscopy	対象：消化器内視鏡検査・処置を受ける患者 利用者：消化器内視鏡を施行する臨床医 目的：消化器内視鏡診療における鎮静の指針	5)

ガイドラインのタイトル	発表年	作成団体	対象・利用者・目的	参照
・European Society of Gastrointestinal Endoscopy, European Society of Gastroenterology and Endoscopy Nurses and Associates, and the European Society of Anaesthesiology Guideline: Non-anesthesiologist administration of propofol for GI endoscopy	2010	・European Society of Gastrointestinal Endoscopy ・European Society of Gastroenterology ・Endoscopy Nurses and Associates ・European Society of Anaesthesiology（取り下げ）	対象：消化器内視鏡検査・処置を受ける患者 利用者：麻酔を専門としない医療者 目的：消化器内視鏡診療において，非麻酔科医がプロポフォールを使用した鎮静を実施するための指針．教育・訓練に関する記述が多い	6)
・Guidelines for the use of sedation and general anesthesia by dentists	2012	・American Dental Association	対象：歯科診療を受ける患者 利用者：歯科医師 目的：適切な教育により安全かつ効果的な鎮静を行う	12)
・Clinical practice guidelines for the management of pain, agitation, and delirium in adult patients in the intensive care unit	2013	・American College of Critical Care Medicine	対象：成人重症患者 利用者：重症患者管理に携わる医療者 目的：患者の痛み，不穏，せん妄をより総合的に管理できるように支援する	3)
・Clinical policy: procedural sedation and analgesia in the emergency department	2014	・American College of Emergency Physicians	対象：救急に搬入された患者 利用者：救急部に勤務する医療者 目的：救急患者の処置・検査における鎮痛	13)
・ACR-SIR practice parameter for sedation/analgesia	2015	・American College of Radiology ・Society of Interventional Radiology	対象：放射線検査やインターベンションを受ける患者 利用者：放射線医，看護師，その他の医療者 目的：適切な鎮静・鎮痛下で，快適な状況で患者が放射線検査，インターベンション，放射線治療を受けることができるようにする	14)

（次ページに続く）

表 ● 海外の鎮静・鎮痛ガイドラインの例（つづき）

ガイドラインのタイトル	発表年	作成団体	対象・利用者・目的	参照
・Non-anesthesiologist administration of propofol for gastro-intestinal endoscopy: European Society of Gastrointestinal Endoscopy, European Society of Gastroen-terology and Endos-copy Nurses and Associates Guide-line--Updated June 2015	2015	・European Society of Gas-trointestinal Endoscopy ・European Society of Gas-troenterology ・Endoscopy Nurses and Associates	対象：消化器内視鏡検査・処置を受ける患者 利用者：麻酔を専門としない医療者 目的：消化器内視鏡診療において，非麻酔科医がプロポフォールを使用した鎮静を実施するための指針のアップデート．教育・訓練に関する記述が多い	9)

　れに対してヨーロッパの消化器内視鏡実施医療者側は，2015年に消化器内視鏡の鎮静における非麻酔科医によるプロポフォール投与に関するガイドラインをアップデートした[9]．

　海外では制度・文化・経済などいろいろな点で異なることがあるので，ガイドラインをそのままもち込むことは困難なことがあることに注意すべきである．

Point

☑ 米国麻酔科学会の「非麻酔科医による鎮静／鎮痛に関する診療ガイドライン」は処置における鎮静・鎮痛の基本である．

☑ 海外のガイドラインを導入するときには医療制度・使用薬剤や機材・文化を考慮せねばならない．

〈上農喜朗〉

文献

1) American Society of Anesthesiologists Task Force on Sedation and Analgesia by Non-Anesthesiol-ogists：Practice guidelines for sedation and analgesia by non-anesthesiologists. Anesthesiology, 96：1004-1017, 2002
2) 駒澤伸泰，他：非麻酔科医による鎮静／鎮痛に関する診療ガイドライン：非麻酔科医による鎮静／鎮痛に関する米国麻酔科学会作業部会による改訂情報．医療の質・安全学会誌，7：162-181, 2012
3) Barr J, et al：Clinical practice guidelines for the management of pain, agitation, and delirium in adult patients in the intensive care unit. Crit Care Med, 41：263-306, 2013
4) 「日本版・集中治療室における成人重症患者に対する痛み・不穏・せん妄管理のための臨床ガイドライン」（一般社団法人日本集中治療医学会 J-PADガイドライン作成委員会），総合医学社，2015
5) Standards of Practice Committee of the American Society for Gastrointestinal Endoscopy, Lichten-

stein DR, et al：Sedation and anesthesia in GI endoscopy. Gastrointest Endosc, 68：815-826, 2008

6 ）Dumonceau JM, et al：European Society of Gastrointestinal Endoscopy, European Society of Gastroenterology and Endoscopy Nurses and Associates, and the European Society of Anaesthesiology Guideline: Non-anesthesiologist administration of propofol for GI endoscopy. Endoscopy, 42：960-974, 2010

7 ）Werner C, et al：Guidelines on non-anaesthesiologist administration of propofol for gastrointestinal endoscopy: a double-edged sword. Eur J Anaesthesiol, 28：553-555, 2011

8 ）Pelosi P：Retraction of endorsement: European Society of Gastrointestinal Endoscopy, European Society of Gastroenterology and Endoscopy Nurses and Associates, and the European Society of Anaesthesiology Guideline: Non-anesthesiologist administration of propofol for GI endoscopy. Endoscopy, 44：302; author reply 302, 2012

9 ）Dumonceau JM, et al：Non-anesthesiologist administration of propofol for gastrointestinal endoscopy: European Society of Gastrointestinal Endoscopy, European Society of Gastroenterology and Endoscopy Nurses and Associates Guideline--Updated June 2015. Endoscopy, 47：1175-1189, 2015

10）Coté CJ & Wilson S：Guidelines for monitoring and management of pediatric patients during and after sedation for diagnostic and therapeutic procedures: an update. Pediatrics, 118：2587-2602, 2006

11）Recommended practices for managing the patient receiving moderate sedation/analgesia ［Internet］．2007 ［cited 2016/03/23］．
https://www.ucdmc.ucdavis.edu/cppn/documents/classes/sedation/AORN Guidelines_2011.pdf

12）Guidelines for the use of sedation and general anesthesia by dentists ［Internet］．2012 ［cited 2016/03/23］．
http://www.ada.org/~/media/ADA/About the ADA/Files/anesthesia_use_guidelines.pdf?la=en.

13）Godwin SA, et al：Clinical policy：procedural sedation and analgesia in the emergency department. Ann Emerg Med, 63：247-258 e18, 2014

14）ACR-SIR practice parameter for sedation/analgesia ［Internet］．2015 ［cited 03/23/2016］．

Q4 中等度/深鎮静・鎮痛とはどのようなものですか？

Answer

米国麻酔科学会（American Society of Anesthesiologists：ASA）は2002年**「非麻酔科医による鎮静/鎮痛に関する診療ガイドライン」**を公表した[1]．定義を設けることで，医療者はこれから行う医療行為に対してどれくらいの鎮静・鎮痛を行うのか明確にすることができる．

明確化することで医療行為を行うチーム全体で共有することができ，その結果，求める鎮静や鎮痛の定義のもと適切に患者マネジメントにあたることが可能となる．

本章では鎮静や鎮痛のレベルについて定義を明らかにし，実際にどのような点に注意を払い鎮静・鎮痛の定義を用いていくのか言及する．

◆ 鎮静・鎮痛の深度における定義

鎮静と鎮痛は，軽い鎮静から全身麻酔に至る連続的なものとしてとらえていく必要がある．

言葉や刺激による反応性，気道の開通性，自発呼吸の温存，循環への抑制などにより**軽い鎮静，中等度鎮静，深い鎮静，全身麻酔**へと定義づけられる（表）．

◆ 軽い鎮静・鎮痛

同義語：最小限の鎮静（minimal sedation），不安緩解

抗不安が薬剤によりもたらされるが，医療者による言葉の指示に通常通り反応する状態である．不安や不眠，痛みに対して単回投与の経口により鎮静薬や鎮痛薬の投与される場合がこれに当てはまると理解しておくとよい．認知機能や協調運動は正常ではないかもしれないが，気道開通性や呼吸機能や心血管機能には影響は受けない．

◆ 中等度鎮静・鎮痛

同義語：moderate sedation/analgesia，意識下鎮静（conscious sedation）

薬剤により意識の抑制が引き起こされるが，呼びかけなどの軽い刺激に対して，意図のある動きができる状態を指す．気道の開通は十分であり，その介入は必要なく，呼吸状態は安定している．循環動態も保たれることになる．

◆ 深鎮静・鎮痛

同義語：deep sedation/analgesia

　薬物により意識は抑制されている．反復する刺激や疼痛刺激で意図のある動きをする．気道開通は不十分な場合があり，気道確保などの介入を必要とする．また自発呼吸も不十分になりうる．循環動態は通常は保持される場合が多いが注意を要する．ASAではプロポフォールの安全使用に関して，その使用の際には深鎮静に必要な管理をすべきだとした[1]．

◆ 全身麻酔

　薬物により痛み刺激を与えても覚醒しない．気道開通や自発呼吸は十分ではなく，その介入が必要となる．循環動態に関してもこれまでの鎮静と異なり破綻する可能性は十分高い．

　そのためこれまでの鎮静と異なり，循環呼吸などの合併症に対応できるトレーニングを受けた麻酔科医によって施行されなくてはならない．

◆ 実際の鎮静・鎮痛管理の注意点

　本定義を用いることは大変重要であるが，薬剤の効果は個人差も多く，患者の状態や施行する医療者の技術にも影響を受けるため，医療者が目標とする鎮静・鎮痛管理通りにうまくいくとは限らない．**基本，中等度鎮静は意図せず深鎮静や全身麻酔へ移行する可能性を考えておかなくてはならない．医療者は予測した鎮静より深い状態になり，気道や呼吸状態，循環動態に変動をきたした場合には，それらを正常化していくためにはどのようにレスキューしていくか考えておかなくてはならない．**

表　鎮静・鎮痛のレベルの評価

	軽い鎮静・鎮痛	中等度鎮静・鎮痛	深鎮静・鎮痛	全身麻酔
意識への反応性	呼名で正常に反応	言葉での刺激に対し意図のある動き	強い連続した刺激・疼痛刺激で意図のある動き	疼痛刺激によっても反応がない
気道	正常	介入の必要なし	介入が必要な場合あり	介入が必要
自発呼吸	正常	正常	不十分となる可能性	介入が必要
循環	正常	通常は正常	通常は正常	破綻の可能性あり

◆ 鎮痛と鎮静の区別について

　処置中判断が難しい場合もあるが，基本，鎮静と鎮痛の区別が必要である．その目的に応じた薬剤の使用は患者の満足度を増加させ，合併症軽減を含め薬剤の適正使用につながる．しかし深い鎮静や全身麻酔では患者が疼痛を感じているかどうか判断に困る場合もある．また使用する薬剤にはその両方の効果をもつ場合や，2剤以上使用した場合には相互作用もあり，どのように薬剤を使用していくか，または組み合わせていくかなど臨床現場では判断が困難となる場合もある．

　基本的には鎮静や鎮痛おのおのの評価をしっかり行うことがまずは重要とわれわれは考える．バイタルサインはもちろん痛みのスケール〔数値化スケール（Numeric Rating Scale：NRS），表情評価スケール（Faces Pain Scale）など〕そして鎮静のスケール（Richmond Agitation-Sedation Scale，Aldreteスコアなど）をくり返し，連続的に行うことで，薬剤の反応を見ることができ，鎮静が必要なのか鎮痛が必要なのか判断に結びつけることもできる．その具体的な評価方法は**第1章の3**を参照にされたい．

Point

- ☑ 米国麻酔科学会の「非麻酔科医による鎮静/鎮痛に関する診療ガイドライン」では軽い鎮静・鎮痛，中等度鎮静・鎮痛，深鎮静・鎮痛，全身麻酔の4つに大きく分類する．
- ☑ これらを定義づけることで，気道や呼吸，循環への介入の必要性を明らかにすることが可能となる．
- ☑ 鎮静・鎮痛の程度は連続的なものであるため，意図せず中等度の鎮静が深い鎮静や全身麻酔へ移行する可能性は絶えず考えておかなくてはならない．
- ☑ 薬剤の適正使用にもつながるため，鎮静と鎮痛は区分し評価することが重要である．

〈二階哲朗〉

文献
1) American Society of Anesthesiologists Task Force on Sedation and Analgesia by Non-Anesthesiologist. Practice guideline for sedation and analgesia by non-anesthesiologists. Anesthesiology, 96：1004-1017, 2002
2) 第1章 中等度・深鎮静入門．「鎮静法ハンドブック 中等度・深鎮静の安全な管理のために」（監訳 飯島毅彦・上農喜朗），メディカル・サイエンスインターナショナル，2014

Q5 鎮静・鎮痛担当者とはどのようなものですか？

　米国病院機能評価機構（The Joint Commission：TJC）では処置時の鎮静に関して，処置をする者，処置を補助する者，鎮静担当者，回復室担当者など役割分担を行うことに言及している．特に，鎮静・鎮痛担当者は適切な教育とトレーニングを受け，外部機関などにより許可された者にのみその権限を与え，明確に資格制としている．日本国内には決まった鎮静・鎮痛担当者という定義やルールはなく，看護師など医師以外の医療従事者に観察者としてのみ役割を与えており，状況が大きく異なる[1]．本稿では米国で言われる鎮静・鎮痛担当者について，どのようなとき，どのような役割を果たすのか，そしてどのような能力を必要とするのかを明らかにしていく．

◆ 米国における鎮静・鎮痛担当者とは？

　TJCでは鎮静・鎮痛担当者にいかなるレベルの鎮静・鎮痛状態にある患者にも対応できる能力を求めている．州法などにより深鎮静を行う者を麻酔科医または，一定の資格をもつ医師に限定しているものもある．ASAでも深鎮静に従事する非麻酔科医の臨床権限を明らかにする一方，**中等度の鎮静に関しては特別なトレーニングを受けた非麻酔科医療従事者は通常に行うことができるとしている**[2, 3]．いずれにしろ，鎮静・鎮痛担当者という概念のないわが国においても中等度以上の鎮静・鎮痛を行うにあたり，明確な指針がつくられることが切望される．モニタリングや記録を行うだけの者は真の鎮静・鎮痛担当者ではない．

◆ 鎮静・鎮痛担当者が担う役割とは？

● 鎮静・鎮痛の計画立案，状況確認

　鎮静・鎮痛担当者はその鎮静が行われる処置の前の患者の評価を行い，鎮静・鎮痛の計画を立てることから始める．そして実際の鎮静・鎮痛が行われる処置中は，鎮静・鎮痛担当者は，患者の処置の進行に伴う鎮静・鎮痛の状況を呼びかけや刺激を行うことで確認し，気道・呼吸・循環にかかわるモニタリング・薬剤の投与・酸素投与，観察パラメータの記録を行う．また患者に有害事象や合併症が起きていないか判断し，緊急対応が必要かどうかに気づき，その

ことを周囲に周知し，患者の状態に対応していく役割を担う必要がある．

●処置中の仕事の兼任について

　中等度以上の鎮静の場合，処置を実施している医師以外の医療者が患者の状態をモニタリングすべく鎮静・鎮痛の担当者として立ち合うことがASAのガイドラインでは推奨されている．特に深い鎮静・鎮痛を行う担当者は患者の頭元に位置し，患者のモニタリングに専念しなくてはならない．中等度の鎮静・鎮痛で患者の状態が安定しているのであれば他の仕事と兼任してよい．しかし行ってよい仕事は重要度の低い中断可能な仕事とされる．

　モニタリングに集中するために施行される検査の介助などは含まれない．また患者が安定している状態とは，鎮静・鎮痛レベルが連続して安定していること，気道・呼吸・循環の安定が保たれていることを意味する．

●処置時の記録について

　処置時の鎮静の記録も鎮静・鎮痛担当者の重要な役割と考える．処置前には鎮静に関するインフォームドコンセント，鎮静処置を受ける患者の身体所見，アレルギー歴や嗜好歴，既往歴，検査値，感染症，術前合併症などを整理し，術前絶飲食について，鎮静・鎮痛計画などを記録として残しておくことが重要となる．処置中はモニタリングに務めるが，その評価および記録は5分ごとに行う．バイタルサイン（血圧・脈拍・経皮的酸素飽和度・カプノグラフの数値）・薬剤投与（種類・量・時間・ルート），酸素投与量，鎮静・鎮痛のレベル・輸液量や出血量・イベント（気道閉塞の程度やその対応，循環作動薬の使用・合併症など）について漏れがないように記録する．

　鎮静処置後は，鎮静の責任者が回復室からの退室や退院を判定することになるが，鎮静・鎮痛担当者は処置中の様子などを処置後の担当者に申し送る必要がある．

◆ 鎮静・鎮痛担当者に要求される能力

　基本，あらゆる到達したレベルの鎮静に対応することが必要となる．鎮静・鎮痛担当者には全身麻酔を担当する麻酔科医と同等の能力を有することが望ましい．鎮静・鎮痛担当者には鎮静・鎮痛に関する知識・技能を有し，チーム医療が行えるコミュニケーション能力が要求される．

《要求される知識・技能・コミュニケーション能力》
①非麻酔科医による鎮静・鎮痛のガイドラインの理解
②適切な鎮静・鎮痛計画を立てることができること．特別な状況かどうか判断

し麻酔科医やスペシャリストにコンサルトする能力を有すること
③鎮静・鎮痛のレベル・深さを測ることができること
④使用する鎮静・鎮痛薬についてある一定の薬理学的な知識，投与方法や副作用について理解できていること．拮抗薬についても正しい知識をもっていること
⑤酸素療法を適切に行うことができること
⑥気道・呼吸・循環に関してフィジカルアセスメントを適切に行えること，機器を用いたモニタリングに関して正常な状態を理解し，状況が困難となった場合，すみやかに判断する能力をもっていること．危険と判断した場合は処置を行っているチームに伝えるコミュニケーション能力を有すること
⑦適切な記録をすることができること
⑧患者に対して行われる処置や鎮静について適切な指導や説明が行えること
⑨患者に予期しない合併症が生じたとき，例えば意図した以上の鎮静度となり気道や呼吸や循環の問題が生じた際に患者をレスキューする能力を有していること

- 吸引，気道確保（適切な気道確保を行うための頭位，下顎挙上，口咽頭エアウェイの挿入，バッグバルブマスク，酸素療法）が行えること
- 循環虚脱時のBLS（Basic Life Support）やACLS（Advanced Cardiac Life Support）が行えること．少なくともACLSのできる医師の指示のもと，協力して蘇生行為が行える能力を有すること

いずれにしろ鎮静・鎮痛を行う施設・部署が鎮静・鎮痛担当者の役割を明確にしておくことが肝要である．また鎮静・鎮痛担当者に対して継続して教育や訓練を行い，資格を担保していかなくてはならない．

Point

- ☑ 鎮静・鎮痛担当者は中等度以上の鎮静の場合，他の業務と独立してその役割を果たすことが必要である．
- ☑ 鎮静・鎮痛担当者は鎮静・鎮痛のガイドラインを十分理解し，鎮静計画から実際の鎮静の観察やモニタリングや記録，そして合併症への対応など多くの能力を有することが必要である．
- ☑ 病院や医療機関は患者の安全かつ効果的な鎮静・鎮痛管理のため，鎮静・鎮痛の担当者一定の基準を設け資格や権限を与えることをしなくてはならない．

〈二階哲朗〉

文献

1) 第6章 資格認定・技能, 教育,「鎮静法ハンドブック 中等度・深鎮静の安全な管理のために」(監訳 飯島毅彦・上農喜朗), メディカル・サイエンスインターナショナル, 2014
2) American Society of Anesthesiologists (ASA) Statement on granting privileges for deep sedation to non-anesthesiologist sedation practitioners. Park Ridge, IL：ASA, 2010
3) American Society of Anesthesiologists (ASA) Statement on granting privileges for administration of moderate sedation to practitioners.who are not anesthesia professionals. Park Ridge, IL：ASA, 2006

第1章 鎮静・鎮痛の基本をおさえる　2薬理学的な基本をおさえる

Q6 排出半減期について教えてください

Answer

◆ 分布半減期と排出半減期

半減期には,「**分布半減期**」と「**排出半減期**」がある.

「**分布半減期**」は,薬物投与後,血管から臓器・組織に分布し血中濃度が半分に低下するまでの時間のことである.

「**排出半減期**」は,薬物が代謝や排泄されることで体内から消失し,血中濃度が半分に下がるまでの時間のことである.

単に半減期という場合には,「排出半減期」を意味する.

◆ 半減期と薬の作用の関係

半減期が短いということは,薬がすばやく代謝・排泄されることを意味する.そのため,薬の効き目は短い.逆に半減期が長ければ,薬は長時間体の中に留まり,長時間にわたって薬が作用する.

臨床的に重要なのは,"**薬物を持続静注した場合に血中濃度が低下するのに**

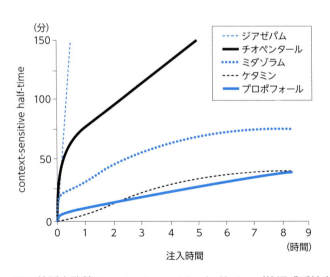

図 ● 静脈麻酔薬のcontext-sensitive half-time（状況感受性半減期）
文献1を参考に作成

どれだけ時間がかかるか"であり，半減期が大きく関与する．

◆ context-sensitive half-time（状況感受性半減期）

　　context-sensitive half-timeとは持続注入を中止してからの薬物の血漿濃度が50％に低下するまでの時間を示す（図）．チオペンタールやジアゼパムに比べて，プロポフォールは半減期が短いので，長期注入しても蓄積が少なく覚醒が速いといえる．

Point

- ☑ 各薬物の半減期に注目し，その特性を活かすよう心がける．
- ☑ 半減期が短いということは，薬がすばやく代謝・排泄されることを意味する．そのため薬の効き目は短い．
- ☑ 逆に半減期が長ければ，薬は長時間にわたり体のなかに留まり薬が作用する．

〈沖田寿一〉

文献
1）「ミラー麻酔科学」（武田純三/監修），メディカルサイエンスインターナショナル，2007

memo

■ バイオアベイラビリティ

　投与された薬物が循環血液中に到達した割合．静脈注射は1．例えば経口投与では消化管で吸収や代謝などを経るため，すべてが循環血液中へ移行するわけではないので，バイオアベイラビリティは1より小さくなる．

■ 肝除去率

　肝臓に流入する血液中薬物のうち，どれだけの薬物が除去されたかを示す割合．プロポフォールのように肝除去率が高い薬物の代謝は，肝血流量が減少すると代謝も低下し，作用が遷延する．

Q7 相乗作用について教えてください

◆ 協力作用

● 相加作用

2種の薬物を併用した際にその効果がおのおのの効果の**代数和**となって現れる．一般的には，**2つの薬物の作用方向が同じ**で，**作用点も同じ**薬物間にみられる．

● 相乗作用

2種の薬物を併用した際にその効果が**代数和以上**となって現れる．一般的には，**2つの薬物の作用方向が同じ**で，**作用点が異なる**薬物間にみられる．

例）プロポフォールとフェンタニルは鎮痛作用において相乗効果がみられる．

例）三環系抗うつ薬は交感神経終末におけるノルアドレナリンの再取り込みを阻害するため，ノルアドレナリンの作用を増強させる．

例）非ステロイド性抗炎症薬とニューキノロン系抗菌薬との相乗作用で，痙攣発作が起こりやすくなる．

※相乗作用は薬力学的なレベルだけで発現するのではなく，薬物の吸収を促進，代謝・分解を阻止，排泄を抑制，血漿アルブミンとの結合解離などの例も考えられる．また中毒症状の原因となることがある．

◆ 拮抗作用

● 化学的拮抗

● 薬理学的拮抗

拮抗作用については**第1章-2-Q16**参照

- ☑ 2種以上の薬物を併用したときの作用には協力作用と拮抗作用がある．
- ☑ 協力作用＝その作用が増強する．
- ☑ 拮抗作用＝互いに作用を打ち消しあう．

〈沖田寿一〉

文献
1）「NEW薬理学（改訂第6版）」（田中千賀子，加藤隆一/編），南江堂，2011

Q8 投与経路はどのようなものがありますか？

Answer

◆ 注射投与

全身作用を目的とした注射には静脈内・筋肉内・皮下がある．**血液中へは静脈内・筋肉内・皮下の順で速く移行する**（図）．

移行速度が速いほど最高血中濃度到達時間は短く，最高血中濃度は高くなる．一方，**持続時間は皮下・筋肉内・静脈内の順で短い**．

●皮下注射

薬液を皮膚層（皮下組織）を通じて組織内へ入れる．薬は毛細血管から吸収されるため，肝臓を通らずに全身循環に移行する．注射針を深く刺す必要がないのでそのときの痛みは少ないが，刺激性の薬液を注入するときに痛みがある．

●筋肉内注射

注射針を骨格筋内へ入れ薬液を注入する．皮下注射よりも吸収が速いが徐々に吸収されるため，**静脈内注射よりも作用は持続的である**．静脈注射のように血管を探す必要がないので比較的簡単な方法であるが，骨格筋に深く注射針を刺し込むので筋肉細胞を若干破壊してしまい痛みが強いことが特徴である．持続性のある薬を投与する場合，筋肉内注射が用いられることが多い．

●静脈内注射

確実に体内に投与でき，血中濃度を急速に高めることができる．また作用が

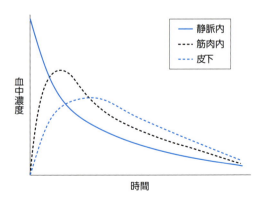

図 ● 薬物注射投与後の血中濃度の一般的な推移

強力である．大部分の薬の投与が可能．

◆ 経口投与

　小腸などの消化管で吸収され，腸管で代謝される，または，門脈を通って肝臓で代謝されるか胆汁中に排泄される（初回通過効果）．
　この代謝や排泄されなかった薬物が血中に移行し全身に分布し作用が現れる．
　初回通過効果を受けやすい薬物を経口投与すると，大部分が薬理活性をもたない代謝物として血中に入るため，十分な治療効果を期待できない．
　経口投与で鎮静・鎮痛薬をコントロールするのは難しい．

◆ 経皮投与

　経皮吸収された全身作用性の薬物は，表皮から真皮へと浸潤し，血流を介して全身へ運搬される．表皮の最上層にある角質層が薬物透過の障壁となる．皮膚に貼付されている期間は吸収されるため薬物血中濃度を維持することが可能である．

◆ 吸入投与

　主に全身麻酔で使用される吸入麻酔薬がその例である．肺から血中に吸収されるため初回通過効果を受けない．投与経路としてもマスク換気や気管挿管など気道確保が必須である．

◆ 直腸内投与

　直腸内に投与された薬物は直腸粘膜から吸収され直接血中に入るため，吸収は速く初回通過効果を受けない．坐剤が直腸外へ押し出されると吸収が一定ではない．

☑ 鎮静・鎮痛薬の投与経路には，注射・経口・経皮・吸入・直腸内投与がある．

〈沖田寿一〉

文献
1）「適正使用のためのくすりの見方と考え方」（山田安彦/編）．じほう，2007

Q9 ベンゾジアゼピンの代表薬は？ 発現時間，持続時間，半減期は？

本邦で使用できるのはジアゼパム，ミダゾラム，フルニトラゼパムである（表）．ベンゾジアゼピン誘導体はシナプス膜の特定の部位に結合し，$GABA_A$受容体機能を亢進させ，神経過剰活動を抑制し不安を減少させると考えられている．

◆ ジアゼパム（セルシン®）

- 全身麻酔導入薬としては0.2〜0.5 mg/kgを静注する．
- **血管刺激性**を示すため患者が痛がることが多い．
- 鎮静で使用する場合には希釈し1 mgずつ緩徐静注．
- 呼吸・循環抑制は少ないが**半減期が長く**，また代謝産物（ノルジアゼパム）も鎮静作用を有するため，鎮静のコントロールが難しく，近年では**抗痙攣薬**として用いられていることが断然に多い．
- 局所麻酔薬中毒やアルコール禁断症状，痙攣重積状態に0.1〜0.2 mg/kgの静注が有効．
- また前投薬として5〜10 mgを使用すると健忘・抗不安・鎮静作用を示す．

◆ ミダゾラム（ドルミカム®）

- ジアゼパムと同程度の鎮静作用をもつ．
- 全身麻酔導入薬としては0.1〜0.3 mg/kgを静注する．
- 血管痛や筋注時の痛みは少ない．
- 鎮静の場合，少量を単回投与するか，0.05〜0.3 mg/kg/時間で持続投与する．
- 呼吸抑制や舌根沈下はジアゼパムと比較して強い．

◆ フルニトラゼパム（ロヒプノール®，サイレース®）

- 睡眠導入は他のベンゾジアゼピンより強力である．
- 鎮静の場合，0.01〜0.03 mg/kgを緩徐静注する．

表 ● ベンゾジアゼピン系の半減期・効果発現・作用時間

	分布半減期	排出半減期	効果発現	持続時間
ジアゼパム	30〜60分	24〜57時間	1〜2分	40〜60分
ミダゾラム	6〜15分	1.7〜2.6時間	0.5〜1.5分	20〜40分
フルニトラゼパム	60〜120分	14〜24時間	1〜2分	60〜90分

◆ 各部への効果

● 中枢神経系への効果

ベンゾジアゼピンは用量依存性に脳酸素消費量と脳血流量を減少させるが，その作用はバルビツレートより弱い．**鎮痛作用はない**．

● 呼吸器系への効果

ベンゾジアゼピンは用量依存性の**中枢性呼吸抑制**を引き起こす．特にオピオイドを併用した場合，相乗作用で呼吸抑制を引き起こす可能性が高く気道確保が必要である．

● 心血管系への効果

心筋抑制は少なく，ベンゾジアゼピンの単独使用では血行動態に対し大きな影響はない．体血管抵抗低下により動脈圧が軽度低下するくらいである．気管挿管や手術に対するストレスはベンゾジアゼピンで遮断することは難しく，鎮痛薬の併用が必要である．

- ☑ 他の鎮静薬に比べ抗痙攣作用が期待される．
- ☑ 持続時間が長く，短期間の鎮静薬としては調節性が悪い．
- ☑ 呼吸抑制には十分注意する．

〈沖田寿一〉

文献

1) 「NEW薬理学（改訂第6版）」（田中千賀子，加藤隆一/編），南江堂，2011
2) 「麻酔と救急のために」，広島大学医学部麻酔蘇生学，2012
3) 「臨床麻酔学全書」（花岡一雄 他/編），真興交易，2002

memo

■ ミダゾラム注射液の経口投与

小児の麻酔前投薬として有効であり安全性が高い．ミダゾラム**注射液**を0.5mg/kgを手術室入室前に**内服**させると催眠には至らない，程よい鎮静効果を示す．

第1章 鎮静・鎮痛の基本をおさえる　2 薬理学的な基本をおさえる

Q10 プロポフォールの発現時間，持続時間，半減期，代表薬は？

Answer

中枢神経におけるGABA$_A$受容体−Cl$^-$チャネル複合体に作用し，GABA作用を増強しCl$^-$チャネルを開口させる．

プロポフォール®やディプリバン®が代表薬である．当初は1％製剤（10 mg/mL）であったが近年2％製剤（2 mg/mL）も発売され投与の際注意が必要である．脂溶性が非常に高い．

◆ 使用用途

● 全身麻酔の導入として

成人で2.0〜2.5 mg/kgを静脈内投与で就眠が得られる．高齢者の場合は1.0〜1.5 mg/kgに減量する．この量の投与で30秒ほどで意識が消失する．注入時に**血管痛**を訴えることがある．

● 鎮静薬として

基本的に**持続静注**で行う．0.3〜3 mg/kg/時で適宜増減する．気道確保されていない場合は**気道確保することが望ましい**．また，人工呼吸中などは，**鎮痛薬との併用**をすすめる．

プロポフォール持続投与のcontext-sensitive half-time（状況感受性半減期）は40分未満である（p.29の図参照）．

ベンゾジアゼピンやバルビツレートと比較しても，**調節性がよく，長時間持続投与後の覚醒はすみやか**である．

◆ 各部への効果

● 中枢神経系への効果

鎮痛効果はないが，催眠作用の他に多幸感と制吐作用をもつ．

抗痙攣作用をもつという報告もあり，てんかん発作の治療として用いられる場合もある．

プロポフォールは脳血流との代謝率を低下させる．頭蓋内圧の低下とともに脳灌流圧も低下するため，頭蓋内圧亢進患者に使用する際は注意が必要である．プロポフォールの神経保護効果については明らかではない．

● 呼吸器系への効果

　全身麻酔導入量を投与すると無呼吸が生じることが多い．2.5 mg/kgを投与すると2～4分間呼吸数が低下するという報告もあり気道確保が必要であり，パルスオキシメーターや呼吸数モニターを装着する．プロポフォールは気道反射の抑制が強いので，気管挿管やラリンジアルマスクの挿入時に有用である．

● 心血管系への効果

　全身麻酔導入量を投与すると動脈圧の低下が起こるが，脳幹の血管運動中枢抑制による交感神経活動の減少によると考えられている．動脈圧の低下に伴い，心拍出量や体血管抵抗も低下するため，**高齢者や低心機能患者，ショック患者では投与量を調節する**．

● プロポフォール注入症候群

　プロポフォールを5 mg/kg/時間以上で48時間以上注入したときに発生する．まれではあるが発症すると**致死的**である．当初は小児で報告されたが成人でも発症する．症状は心筋症・代謝性アシドーシス・骨格筋傷害・高カリウム血症など．

Point

- ☑ 呼吸・循環に十分注意を払えば，調節性がよく，蓄積も少なく覚醒がすみやかで鎮静薬として使用しやすい．
- ☑ 小児への長時間投与は原則禁忌である．

〈沖田寿一〉

文献
1）「ミラー麻酔科学」（武田純三/監修），メディカルサイエンスインターナショナル，2007

memo

■ Target-controlled infusion (TCI)

　薬物動態モデルとコンピュータ制御のインフュージョンポンプを用いて薬物を自動投与することで，薬物濃度を希望値に制御できる．

　プロポフォールの場合，患者の体重・年齢・目標血中濃度を入力すると，目標濃度を変更することで麻酔深度が調節できる．

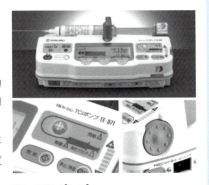

図 ● TCIポンプ
テルモ社サイトより転載

第1章 鎮静・鎮痛の基本をおさえる　2薬理学的な基本をおさえる

デクスメデトミジンの特徴，薬物動態は？

　プロポフォールやベンゾジアゼピンなどの鎮静薬がGABA系を介して鎮静作用を発揮するのに対し，**デクスメデトミジン（プレセデックス®）は選択的α$_2$受容体作動薬として，鎮静作用，鎮痛作用，抗不安作用などを発揮する**．デクスメデトミジンによる鎮静は自然睡眠パターンに近く，容易に覚醒させることが可能で，気管挿管されていても苦痛なく指示に従うことができるが，刺激をやめるとすぐに入眠する，という特徴がある．

◆ 作用機序（図）

● 鎮静・鎮痛作用

　デクスメデトミジンの鎮静作用は，**主として脳幹に存在する青斑核ニューロンに対する作用によって発揮される**．青斑核ニューロンは，ノルアドレナリンを放出することにより大脳皮質を刺激し，覚醒を調節している．デクスメデトミジンは青斑核に作用し，ノルアドレナリンの放出を抑制するため，鎮静作用がもたらされる．

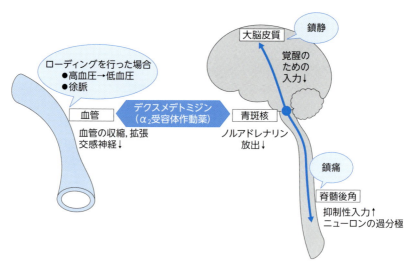

図 ● デクスメデトミジンの作用機序

また，デクスメデトミジンは青斑核からの下行性抑制性線維を介して，脊髄における抑制性神経伝達物質の放出を増加させ[1]，脊髄後角ニューロンの膜電位を過分極させる[2]．結果として脊髄後角ニューロンの興奮が抑制され，鎮痛作用がもたらされる．

●循環動態への影響

　$α_2$受容体を介した作用は，循環動態にも影響を与える．血管壁に存在する$α_{2B}$受容体は血管収縮を引き起こす一方で，中枢性に$α_{2A}$受容体にも作用し，ノルアドレナリンの放出を抑制することで交感神経活動を抑え，血管を拡張させる．結果として，特にローディングを行った場合，高血圧に引き続く低血圧，徐脈という，二相性の循環変動が起こる[3]．

●呼吸器系への作用

　呼吸器系に対しては，分時換気量が減少するものの，二酸化炭素に対する反応性は維持される．基本的には呼吸抑制が起こりにくい薬剤として知られている[3]が，投与量が多くなると上気道閉塞や呼吸抑制が起こりうるため，深い鎮静を施す際には十分な観察が必要である．

◆ 用法，作用発現時間

　6 μg/kg/時間（μg/kg/分ではないので注意）の投与速度で10分間持続投与（ローディング）し，適切な鎮静度が得られるように0.2〜0.7 μg/kg/時間の範囲で維持投与を行う．この**ローディングによって作用発現時間は短縮されるが，循環動態が変動する**．ローディング総量を0.4 μg/kg（200 μg/50 mLに希釈した場合，0.1 mL/kg）以下にすることや，20分以上かけてローディングを行うことで血行動態への影響を少なくできる．循環動態の変動を避けたい場合は，ボーラス投与やローディングを行わずに，時間をかけて血中濃度を安定させたほうがよい．ローディングの代わりに，ミダゾラムやプロポフォールの少量ボーラス＋持続投与を一時的に併用するという方法もある．

◆ 代謝，排泄

　デクスメデトミジンは肝臓においてグルクロン酸抱合され，代謝産物は主に尿中に排泄される．デクスメデトミジンの代謝は，肝血流量に依存する．半減期は2.4時間だが，持続投与期間が長くなると半減期が延長する．

　肝機能障害があると，その重症度に相関して半減期が延長し，クリアランスが低下する．薬物動態は腎機能障害に影響されないが，代謝産物は尿中排泄さ

れるため，長時間投与の際には代謝産物が蓄積される可能性は否定できない．蛋白結合率は94％と高いため，低蛋白血症の際には鎮静作用が強くなる可能性がある．

Point

- ☑ デクスメデトミジンは，選択的α_2受容体作動薬である．
- ☑ 鎮静作用および鎮痛作用を有し，呼吸抑制は起こりにくい．
- ☑ ローディングにより，作用発現時間は短くなるが，循環動態が変動しやすい．

〈古谷健太〉

文献

1) Funai Y, et al：Systemic dexmedetomidine augments inhibitory synaptic transmission in the superficial dorsal horn through activation of descending noradrenergic control：an in vivo patch-clamp analysis of analgesic mechanisms. Pain, 155：617-628, 2014
2) Ishii H, et al：Action of dexmedetomidine on the substantia gelatinosa neurons of the rat spinal cord. Eur J Neurosci, 27：3182-3190, 2008
3) Ebert TJ, et al：The effects of increasing plasma concentrations of dexmedetomidine in humans. Anesthesiology, 93：382-394, 2000

Q12 オピオイドの代表薬とその特徴，薬物動態は？

Answer

　オピオイドとは，アヘン（opium）のような作用を示す化合物の総称であり，モルヒネやその関連物質を指す．オピオイド受容体にはμ受容体，δ受容体，κ受容体がある．モルヒネ，フェンタニルなどの強オピオイドは，主にμ受容体に対して作用し，鎮痛作用を発揮する．

　オピオイドは鎮痛を目的として用いられることが多く，意識消失や体動抑制のために必要な鎮静薬の量を，相乗的かつ劇的に減少させる．つまり，**鎮静薬とオピオイドを上手に組み合わせることによって，過鎮静や呼吸抑制といった，それぞれの副作用を軽減しつつ，質のよい鎮静・鎮痛が提供できるようになる．**

　オピオイドにはさまざまな製剤や剤型が存在するが，本稿では，静注や筋注が可能なものを中心に述べる．

◆ モルヒネ

　モルヒネの血中濃度は，静注後30分以内に最高となり，その半減期は2時間である．つまり，効果が最大となるまで30分程度の時間を要する反面，持続時間も長い．

　モルヒネは肝臓でグルクロン酸抱合によりモルヒネ-3-グルクロニド（M3G）とモルヒネ-6-グルクロニド（M6G）に代謝される．M3Gはオピオイド受容体にほとんど作用しない．しかし**M6Gはモルヒネより強力なμ受容体作動薬**であり，モルヒネ投与時にもたらされる鎮痛作用の一翼を担う．M6Gに強い薬理活性があり，モルヒネよりもゆっくりと中枢へ移行するために，持続時間が長くなる．なおM6Gは腎臓から排泄されるため，**腎機能障害を有する患者や腎機能が悪化傾向にある患者にモルヒネを使用する際には注意が必要である．**

◆ フェンタニル

　フェンタニルを静注した場合，**その効果は5分以内にピーク**に達する．ただしその持続時間は短いため，**長時間にわたる鎮痛効果を期待する場合には，数分おきに少量ずつ反復投与するか，持続投与を行うことが必要となる．**なおフェンタニルの持続投与や反復投与によって，半減期が延長していくことが知られている．「決め打ち」ではなく，患者の状態や薬物動態シミュレータなどを参考

にして，投与量や投与頻度を調整するとよい．フェンタニルは肝臓のCYP3A4によって，活性のないノルフェンタニルに代謝される．

◆ レミフェンタニル（アルチバ®）

レミフェンタニルは，**速効性かつ超短時間作用型のオピオイド**である．血液中ならびに組織内に存在する非特異的エステラーゼにより，すみやかに加水分解される．代謝産物の薬理活性はごく弱い．このような特性から，非常に調節性のよいオピオイドであり，0.05〜0.1μg/kg/分の範囲で少量の鎮静薬と併用すると，自発呼吸が保たれ良好な鎮静・鎮痛状態が得られる[1]が，日本では全身麻酔以外に適応がない．単回投与，持続投与いずれの場合も動脈血中濃度は二相性の消失を示し，**投与量や投与方法にかかわらず，半減期はほぼ一定（5〜15分程度）である．**

◆ トラマドール（トラマール®）

μ受容体に対する弱い親和性（部分作動薬）とセロトニン・ノルアドレナリン再取り込み阻害作用を併せもつほか，さまざまな受容体とも相互作用がある．肝臓でCYP2D6，CYP3A4によって代謝される．その代謝産物（o-デスメチルトラマドール）にはトラマドールよりも高いμ受容体親和性があり，鎮痛作用の一部分を担うと考えられている．日本国内では，筋注のみ適応があり，血中濃度は30分ほどで最高となる．経口投与時の半減期は約6時間であるが，筋注時の半減期に関しては，ヒトでのデータがない．

◆ ペンタゾシン（ソセゴン®，ペンタジン®）

κ受容体に対しては作動薬として作用する反面，μ受容体に対しては部分作動薬として作用する．そのため鎮痛作用には天井効果があり，一定量を超えて投与しても鎮痛作用の増強が期待できない．ほとんどが肝臓で代謝される．半減期は静注時で0.73時間，筋注時で1〜2時間である．

◆ ブプレノルフィン（レペタン®）

μ受容体の部分作動薬であるため，**鎮痛作用には天井効果があるが，μ受容体との親和性は高い．**そのため，長時間にわたり作用が持続する反面，強オピオイドを多量に使用している状況では，強オピオイドがμ受容体に結合できなくなる．結果として，ブプレノルフィンの投与によって，強オピオイドの鎮痛

作用が減弱することがある．肝臓でCYP3A4による代謝を受ける．静注，筋注とも速効性があり，消失半減期は2～3時間である．

◆ 副作用

オピオイドにはさまざまな副作用があるが，鎮静・鎮痛に用いられる際に最も問題となるのは呼吸抑制である．呼吸抑制は延髄呼吸中枢に対する作用であり，**二酸化炭素応答が減弱し，呼吸回数が減少するが，1回換気量は変化しないか代償性に増加する**．処置による苦痛が急になくなるような状況（内視鏡操作の終了など）で呼吸抑制が顕在化することがある．必要に応じて，ナロキソンによる拮抗を考慮する．

また，嘔気・嘔吐も患者満足度を低下させる副作用の1つである．対策として，ドパミン受容体拮抗薬（メトクロプラミド，ドンペリドン，ドロペリドール）が用いられる．

- ☑ オピオイドの併用によって，鎮静薬の必要量が減少する．
- ☑ 静注の場合，数分で作用が発現するが，最高血中濃度までの時間や持続時間にはバラつきがある．
- ☑ 代謝産物に薬理活性がある，天井効果があるなどといった薬剤の特徴を理解し，目的に応じて使い分ける．

〈古谷健太〉

文献

1) Avramov MN, et al：Interactions between midazolam and remifentanil during monitored anesthesia care. Anesthesiology, 85：1283-1289, 1996

第1章 鎮静・鎮痛の基本をおさえる　2 薬理学的な基本をおさえる

 ケタミンの特徴，薬物動態は？

　ケタミン（ケタラール®）はNMDA受容体のフェンサイクリジン結合部位に結合し，NMDA受容体拮抗作用を発揮する．他にもオピオイド受容体やモノアミン受容体など他の受容体とも相互作用があり，結果として鎮静および鎮痛作用を発揮する．麻酔前投薬，鎮静薬，麻酔導入薬および維持薬として用いられる．ケタミンには異性体〔S（＋）体とR（－）体〕がある．S（＋）体の方が強い作用をもち，副作用が少ないが，日本国内で使用可能なケタミンは両者が均等に含まれるラセミ体である．静注や筋注を行うことができるが，それぞれの製剤で薬液の濃度が異なる点に注意する（静注用10 mg/mL，筋注用50 mg/mL）．

　NMDA受容体は慢性痛の発生に深くかかわっており，その拮抗薬であるケタミンには中枢性感作を減少させ，オピオイドによる痛覚過敏の発生を抑制する作用もある[1]．そのため，術後痛や慢性痛に対する鎮痛薬としても用いられる（ただし適応外使用である）．

　ケタミンは，大脳辺縁系を刺激する反面，皮質ニューロンを抑制する．患者は麻酔されているが開眼し，各種反射が保たれている状態となることが特徴である．他の麻酔薬と異なり，脳波が速波化するため，BIS値を参考に麻酔深度をコントロールできない．

　呼吸中枢に対する作用は弱く，二酸化炭素に対する反応性を変化させない．しかし大量投与時や他剤併用時には呼吸停止が起こることがあるため，十分な注意が必要である．

　ケタミンには交感神経刺激作用があり，血圧および心拍数が上昇しやすい．この作用は，血行動態が不安定な状態での鎮痛・鎮静には有利であるが，虚血性心疾患などを有する場合は不利である．また，気管支拡張作用があるため，気道過敏性のある患者にも使用することができる．

◆ 作用発現時間，持続時間，半減期

　ケタミンは静注後，すみやかに血液脳関門を通過するため，30〜60秒程度で作用を発揮する．再分布により血中からすみやかに除去されるため，持続時間は10〜15分程度と短い．ケタミンは肝臓で代謝され，ノルケタミンが産生

される．ノルケタミンは，弱い薬理活性を有している．さらに代謝を重ね，最終的には尿中に排泄される．分布半減期は11〜16分，消失半減期は2〜3時間である．

◆ 用法

全身麻酔時には，1〜2 mg/kgを静脈内投与し，必要に応じて初回量と同量または半量を追加投与する．麻酔の維持には投与速度は最初30分間が0.1 mg/kg/分，それ以後は0.05 mg/kg/分を一応の基準として，必要に応じて増減し，手術終了の30分前に投与を中止する．

鎮静に用いる際には，0.2〜0.8 mg/kgを静脈内投与し，必要に応じて少量ずつ追加投与もしくは持続投与を行う．

低用量のケタミンは術後のオピオイドの使用量および術後嘔気嘔吐の頻度を減少させ[2]，術後鎮痛の質を向上させる．その至適投与量に関しては一定の見解がないが，一例として，術前に0.25〜0.5 mg/kg静注した後，術中0.25〜0.5 mg/kg/時間で持続投与を行うという方法がある[3]．術後鎮痛に使用するオピオイド持続静注に，ケタミン0.1〜0.15 mg/kg/時間程度の持続静注を併用してもよい．

◆ 副作用

流涙や流涎はしばしばみられ，この予防としてアトロピンなどの分泌抑制薬が併用される．精神神経系の反応，例えば**鮮明な夢（しばしば悪夢），体から抜け出て漂う体験，幻覚などが起こりやすい**．ベンゾジアゼピンやプロポフォールとの併用によって，精神症状の発生を抑制できる．

ケタミンは頭蓋内圧や眼圧を上昇させるため，頭蓋内圧亢進のある患者では禁忌である．痙攣の既往がある患者にも使用できない．また，高血圧，頻脈を呈しやすいため，収縮期血圧が160 mmHg以上の患者や心疾患（虚血性心疾患など）を有する患者への使用も禁忌である．

Point

- ☑ ケタミンには速効性があり，鎮静作用と鎮痛作用の両方を有する．
- ☑ 呼吸抑制は起こしにくい薬剤だが，大量投与や他剤併用時には注意を要する．
- ☑ 悪夢や幻覚，分泌亢進といった副作用があり，対策が必要である．

〈古谷健太〉

文献

1) Gu X, et al：Tyrosine phosphorylation of the N-Methyl-D-Aspartate receptor 2B subunit in spinal cord contributes to remifentanil-induced postoperative hyperalgesia: the preventive effect of ketamine. Mol Pain, 5：76, 2009
2) Wang L, et al：Ketamine added to morphine or hydromorphone patient-controlled analgesia for acute postoperative pain in adults: a systematic review and meta-analysis of randomized trials. Can J Anaesth, 63：311-325, 2016
3) Himmelseher S & Durieux ME：Ketamine for perioperative pain management. Anesthesiology, 102：211-220, 2005

第1章 鎮静・鎮痛の基本をおさえる　2 薬理学的な基本をおさえる

NSAIDs，アセトアミノフェンの作用機序，代表薬とその薬物動態は？

NSAIDsやアセトアミノフェンは，軽度から中等度の各種痛みに対する第一選択薬として，広く用いられている．

◆ 非ステロイド性消炎鎮痛薬（NSAIDs）

シクロオキシゲナーゼ（COX）によって，アラキドン酸からプロスタグランジン（PG）類やトロンボキサン類が産生される．PGE2は局所での血流増加作用や血管透過性亢進作用とともに，ブラジキニンの発痛作用を増強する作用もある．**NSAIDsはCOXを阻害することによって，PG類の産生を阻害し，鎮痛作用や抗炎症作用を発揮する**．アスピリンの発売以来，さまざまなNSAIDsが開発され，臨床使用されている．

COXにはCOX-1とCOX-2がある（図1）．COX-1は正常細胞や正常組織において常に発現しており，胃粘膜保護や血小板凝集などの恒常性維持にかかわっている（構成型COX）．COX-2は，炎症を契機にサイトカインや炎症性メディエータによって誘導される（誘導型COX）．COX-1の阻害によって，胃粘膜傷害や腎障害などの副作用が出てしまう反面，COX-2の阻害は炎症によってもたらされた反応を阻害できるので，COX-2選択性の高いNSAIDsは，COX-1阻

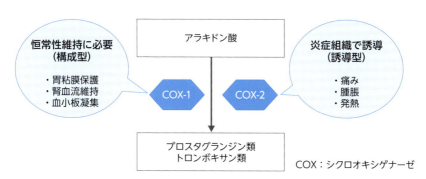

図1 ● COX-1とCOX-2
COX-1は正常細胞や正常組織において常に発現しており，生体の恒常性維持に寄与している．COX-1の阻害によって，胃粘膜傷害や腎障害などが発生する
COX-2は炎症によって誘導される．選択的COX-2阻害薬は，COX-1阻害による副作用を軽減できる可能性がある

害による副作用を軽減しつつ有効な鎮痛作用が得られる可能性がある．COX-2選択性の高いNSAIDsには，セレコキシブ（セレコックス®）やエトドラク（ハイペン®），メロキシカム（モービック®）がある．

　NSAIDsは，種類や剤型が豊富である．鎮静・鎮痛の場面で用いるとすれば，静注薬が最も作用発現が早く，確実な投与経路となるが，日本国内で静注可能なNSAIDsは，フルルビプロフェンアキセチル（ロピオン®）のみである．フルルビプロフェンアキセチルは，静脈内投与されるとすぐに加水分解され，5分以内にすべてがフルルビプロフェンへと変化する．その血中濃度は6.7分で最高となり，消失半減期は5.8時間である．

　ケトプロフェンにも注射薬（カピステン®）があり，筋注で使用可能である．投与後約30分で血中濃度は最高となる．また，ジクロフェナク坐剤（ボルタレンサポ®）も鎮痛薬として頻用されている．ジクロフェナク坐剤はおよそ1時間後に血中濃度が最高となり，半減期は1.3時間である．効果は6時間程度持続する．

◆ アセトアミノフェン（アセリオ®，カロナール®）

　アセトアミノフェンは古くから使用されている鎮痛薬であるが，**NSAIDsと異なり，その作用機序は不明な点が多い**．アセトアミノフェンは主に中枢神経系に作用するとされる．中枢においてCOX阻害作用を有するが，NSAIDsよりも弱い．またアセトアミノフェンの代謝産物（AM404）にTRPV1やカンナビノイド受容体を介した鎮痛作用があり，下行性抑制系を介する鎮痛機序があると考えられている（図2）[1, 2]．

　アセトアミノフェンを静注すると，血中濃度は投与直後に最高となり，半減期は約2.5時間である．同量の内服では最高血中濃度に到達するまで時間がかかるが，投与30分後以降の血中濃度は静注薬と同程度で推移する．

　アセトアミノフェンは肝臓でグルクロン酸抱合や硫酸抱合によって代謝され，尿中に排泄される．過量投与や特定の条件下では，代謝産物（NAPQI）が蓄積し，肝障害が起こることがあるが，通常使用量（成人で1日4000 mgまで）では起こりにくい．またNSAIDsにみられる副作用（消化管出血や腎障害，血小板機能抑制など）はほとんど起こらず，安全域の広い薬剤である．

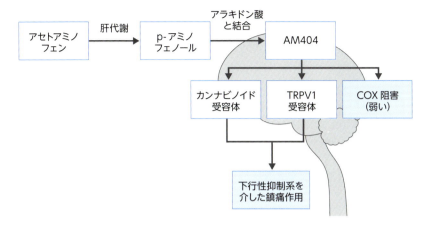

図2 ● アセトアミノフェンの想定される鎮痛機序
アセトアミノフェンの鎮痛機序は不明な点が多いが，その代謝産物（AM404）が中枢へ移行し，中枢性に鎮痛作用を発揮すると考えられている

- ☑ NSAIDsはCOX阻害作用によって，その鎮痛作用を発揮する．
- ☑ 速効性が期待できる，静注可能なNSAIDsは日本国内ではフルルビプロフェンアキセチルだけである．
- ☑ アセトアミノフェンは副作用が少なく安全域が広いが，その鎮痛機序は不明である．

〈古谷健太〉

文献
1) Mallet C, et al：Endocannabinoid and serotonergic systems are needed for acetaminophen-induced analgesia. Pain, 139：190-200, 2008
2) Mallet C, et al：TRPV1 in brain is involved in acetaminophen-induced antinociception. PLoS One, 5：e12748, 2010

Q15 局所麻酔薬の発現時間，持続時間，代表薬は？

Answer

局所麻酔薬は，電位依存性 Na^+ チャネルを阻害することで，細胞内への Na^+ 流入を抑制する．それによって活動電位の発生を抑え，神経伝導を遮断することでその作用を発揮する．

◆ アミド型とエステル型

局所麻酔薬は，ベンゼン環と第3級アミンがエステル結合（エステル型）もしくはアミド結合（アミド型）した形態をとる．エステル型（プロカインなど）は主に血漿中のエステラーゼによって，アミド型（リドカイン，ロピバカイン，ブピバカインなど）は主に肝臓のチトクローム P450（CYP450）によって代謝される．

アミド型のものは，CYP450 の活性低下（新生児，高齢者，肝機能障害など）や CYP450 の競合阻害（ミダゾラム，フェノバルビタール，フルボキサミンなど），またクリアランス低下（低心拍出量状態での肝血流低下）があると血中濃度が上昇しやすいため，全身毒性（局所麻酔薬中毒）の発生に注意が必要である．

◆ 局所麻酔薬の作用発現時間，持続時間 (表)

解離定数（pKa），脂溶性，蛋白結合率などが関与する．

● pKa

局所麻酔薬は，pHに応じてイオン化型と塩基型（非イオン化型）の割合が

表 ● 代表的な局所麻酔薬の特徴

	力価	作用発現	持続時間
プロカイン	低	中	短
リドカイン（キシロカイン®）	中	速	短
メピバカイン（カルボカイン®）	中	速	短
ロピバカイン（アナペイン®）	高	中	長
ブピバカイン（マーカイン®）	高	中	長
レボブピバカイン（ポプスカイン®）	高	中	長

変化する．塩基型が細胞膜を通過でき，イオン化型がNa^+チャネルに結合できる．イオン化型と塩基型の比率が等しくなるpHがpKaである．同じpH環境下では，**pKaが小さいほど塩基型の割合が多くなるため，局所麻酔薬が細胞内へ移行しやすくなり，作用発現時間が早くなる**傾向がある（図）．速効性に分類されるリドカイン（キシロカイン®）やメピバカイン（カルボカイン®）は，pKaが小さい．

● **脂溶性，蛋白結合率**

　神経周囲に投与された局所麻酔薬は，神経およびその周囲組織や細胞膜を通過し，細胞内からNa^+チャネルを阻害する．脂溶性が高いほど，それらの組織を通過し，細胞内に到達しやすくなるため，**脂溶性が高い局所麻酔薬ほど，力価が高くなり，作用持続時間が長くなる傾向がある．また蛋白結合率が高いほどNa^+チャネルに結合しやすくなるため，作用持続時間が長くなる**傾向がある．例えば，高力価で長時間作用型のブピバカイン（マーカイン®），ロピバカイン（アナペイン®），レボブピバカイン（ポプスカイン®）は，脂溶性と蛋白結合率がいずれも高い．

　つまり，**用いる局所麻酔薬の種類，投与量（濃度および容量），投与方法（局所浸潤麻酔，末梢神経ブロック，硬膜外ブロック，くも膜下ブロックなど）によって作用発現時間，持続時間が異なる．**末梢神経ブロックを例にあげれば，リドカインやメピバカインを用いた場合，10〜20分程度の作用発現時間と2時間程度の持続時間が得られ，高用量のロピバカインやブピバカインを用いた

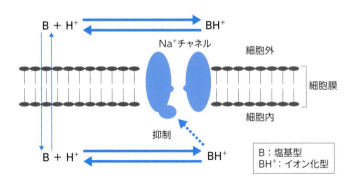

図 ● 局所麻酔薬の作用機序
　イオン化した局所麻酔薬は，細胞膜を通過せず，塩基型の局所麻酔薬が細胞膜を通過できる．細胞膜通過後，細胞内でイオン化型となり，Na^+チャネルに結合する．同じpH環境下では，pKaの小さい局所麻酔薬ほど塩基型の割合が多くなるため，作用発現時間が短くなる傾向がある

場合，20〜30分の効果発現時間と6〜12時間の作用持続時間が得られる．対して，局所浸潤麻酔で用いるのであれば，いずれの局所麻酔薬も数分以内に局所麻酔作用が得られる．

　一般的には，どの投与方法においても**総投与量（濃度 [%] × 容量 [mL] = [mg]）が多くなると，作用発現時間は速くなり，持続時間は延長し，得られる効果も強くなる**（筋弛緩や運動ブロックが生じるなど）．ただし，高用量を用いた場合，局所麻酔中毒や神経毒性などの副作用が発生しやすくなる点には注意が必要である．

> **Point**
> - ☑ 局所麻酔薬の種類，濃度，投与量や投与方法によって，作用発現時間や持続時間は異なる．
> - ☑ 高用量（% × mL）を用いると，作用発現時間は短縮し，持続時間は延長しやすい．

〈古谷健太〉

第1章 鎮静・鎮痛の基本をおさえる　2 薬理学的な基本をおさえる

Q16 拮抗薬（ベンゾジアゼピン，オピオイド）の薬物動態と，拮抗の際の注意点は？

Answer

◆ フルマゼニル（アネキセート®）

　フルマゼニルはベンゾジアゼピン受容体に対する拮抗薬である．ベンゾジアゼピン受容体に高い親和性と特異性をもつが，ベンゾジアゼピン受容体刺激作用はとても弱い．競合阻害形式の拮抗薬であり，その作用は用量依存性かつ可逆的である．ベンゾジアゼピンの過量投与の診断や治療に用いられる．

　フルマゼニルはベンゾジアゼピン（ミダゾラム，ジアゼパム，ロラゼパム，フルニトラゼパムなど）による中枢抑制（意識レベル低下，鎮静，呼吸抑制，健忘，精神神経機能障害）をすみやかに拮抗する．フルマゼニル自体に血行動態への影響はないが，ベンゾジアゼピンの作用を拮抗することによって，血圧上昇などが出現することがある．

　フルマゼニルの作用は1～3分で発現し，その消失半減期は約50分である．ほぼすべてが肝臓で代謝，血漿中から除去され，代謝産物に薬理活性はなく，その代謝は他のベンゾジアゼピンの存在に依存しない．**フルマゼニルはすみやかに作用が発現し，すみやかに代謝されるため，残存しているアゴニストが受容体へ再結合することがあり，鎮静や呼吸抑制が再発する懸念がある．** 特に大量服薬や長時間作用型のベンゾジアゼピンを使用した場合に注意が必要である．再鎮静を予防したければ，くり返し投与もしくは持続投与が必要となる．

● 使用方法

　初回0.2 mgを投与し，投与後4分以内に期待される効果が得られない場合，0.1 mgを追加投与する．以後，必要に応じて1分おきに0.1 mgを追加投与する．最大投与量は1 mg（ICU領域では2 mg）である．長時間作用型ベンゾジアゼピンの作用拮抗に用いる場合，持続投与を考慮する．

　フルマゼニルによる副作用はほとんどなく，安全域の広い薬剤であるが，ベンゾジアゼピンを数週間以上投与されていた場合，フルマゼニルによる拮抗によって離脱症状（易刺激性，震え，発汗，ときに痙攣）が出現することがある．離脱症状が懸念される場合には，緩徐な拮抗を心がける．離脱症状が発生した場合，ベンゾジアゼピンの使用を考慮する．

◆ ナロキソン

　日本国内で使用可能なオピオイド受容体拮抗薬は，ナロキソンだけである．μ，δ，κいずれの受容体にも作用するが，μ受容体に対する親和性が最も高い．**呼吸抑制だけではなく，嘔気嘔吐，搔痒感，排尿障害，固縮，胆道痙攣といったオピオイドの作用全般に効果がある．**作用発現は迅速（1〜2分）で，半減期は約60分である．

● 使用方法

　ナロキソン0.2 mgを静脈内投与し，効果不十分の場合，2〜3分間隔で1〜2回追加投与する．ただし，**オピオイドの作用が完全に拮抗されるため，痛みや交感神経刺激症状が急速に出現しうる．**オピオイドの作用を完全には拮抗したくないのであれば，様子を見ながら少量（0.04 mg程度）ずつ拮抗する．

● 副作用

　心血管系の作用（頻脈，高血圧，肺水腫）が起こることがある．痛み，急速な覚醒，交感神経反応（痛みとは無関係に起こるもの），代謝需要の亢進（呼吸数増加，体温調節反応など）による心拍出量の増加，オピオイドによる高二酸化炭素血症の拮抗などが原因と考えられる．

　フルマゼニルと同様，**半減期が短いため，オピオイドの作用が再燃することがある．**その際に問題となるのは呼吸抑制である．モルヒネのように，長時間作用するオピオイドの作用を拮抗する場合，慎重な観察が必要である．必要に応じて，反復投与を行う．

Point

- ☑ フルマゼニル，ナロキソンとも速効性があるが，持続時間が短い．
- ☑ 意識障害や呼吸抑制が再燃する懸念があれば，反復投与や持続投与を考慮する．
- ☑ 拮抗により，離脱症状や循環刺激作用が出現することがある．

〈古谷健太〉

第1章 鎮静・鎮痛の基本をおさえる　3 鎮静と痛みの評価の基本をおさえる

 鎮静と痛みの評価法には何がありますか？

　医療行為を行う際，患者の不快や有害反射を取り除くために鎮静が行われる．適切な鎮静は現在の鎮静状態と痛みを評価することにより維持される．鎮静と痛みを客観的に評価することは，より安全な鎮静のために重要である．

◆ 鎮静の評価

　鎮静されているかどうかは，モニタリング担当の医療従事者により判断される．「意識レベル」「声かけに対する反応」「呼吸様式」「気道閉塞の有無」「呼吸回数」などが評価項目としてあげられる．モニタリングでは「酸素飽和度」「カプノグラム」「血圧」「心拍数」などが鎮静状態の評価に有用である（表1）．

　鎮静評価において，より客観的に評価し，その鎮静状態を記録に残す必要がある．このためには，各施設で標準的な鎮静評価のためのスケールを使用することが望ましい（**第1章-3-Q18，20**参照）．

◆ 痛みの評価

　鎮静状態を安全に維持するためには，痛みの評価を行う必要がある．痛みを評価し，それを取り除くことにより，鎮静薬の過量投与を防ぐことができる．

　痛みを評価する際には「この処置は痛みのない処置である」という先入観を捨てる必要がある．日本では「痛み」という言葉は侵襲的処置に対し痛覚が過

表1 ● 鎮静の評価項目

意識	意識レベル
	声かけに対する反応
呼吸	呼吸様式
	気道閉塞の有無
	呼吸回数
	酸素飽和度
	カプノグラム
循環	血圧
	心拍数

表2 ● 痛みの評価項目

患者の状態	痛みに対する訴え
	逃避行動
	顔の表情
	上下肢の動き
呼吸	呼吸回数
循環	血圧
	心拍数

表3 ● 記録用紙の一例（日本医学シミュレーション学会鎮静コースで使用している記録用紙）

			時間	：	：	：	：	：	：
			評価のタイミング	処置前	鎮静薬投与後				
			鎮静薬の使用　薬剤名・量・投与方法						
			鎮痛薬の使用　薬剤名・量・投与方法						
鎮静状態			鎮静レベル　RASS：＋4〜−5						
			痛みレベル BPS　顔の表情：1〜4　上肢の状態：1〜4						
			ASA鎮静の深さ　覚・浅・中・深・全	覚・浅・中・深・全	覚・浅・中・深・全	覚・浅・中・深・全	覚・浅・中・深・全	覚・浅・中・深・全	覚・浅・中・深・全
呼吸状態			投与酸素の有無	なし・あり	なし・あり	なし・あり	なし・あり	なし・あり	なし・あり
			気道閉塞の有無	なし・あり	なし・あり	なし・あり	なし・あり	なし・あり	なし・あり
			呼吸数　回/分						
			SpO_2　%						
			CO_2　mmHg						
			カプノ波形	整・不整	整・不整	整・不整	整・不整	整・不整	整・不整
			呼吸関連の懸念	なし・あり	なし・あり	なし・あり	なし・あり	なし・あり	なし・あり
循環状態			心拍数　bpm	/	/	/	/	/	/
			血圧　収縮期/拡張期						
			リズム	整・不整	整・不整	整・不整	整・不整	整・不整	整・不整
			心電図異常波形	なし・あり	なし・あり	なし・あり	なし・あり	なし・あり	なし・あり
			循環関連の懸念	なし・あり	なし・あり	なし・あり	なし・あり	なし・あり	なし・あり
			体表紅斑　アレルギーの可能性	なし・あり	なし・あり	なし・あり	なし・あり	なし・あり	なし・あり
			処置、連絡などのアクション	不要・必要	不要・必要	不要・必要	不要・必要	不要・必要	不要・必要

敏に反応することを指すが，国際疼痛学会の「痛み」の定義は「実際に何らかの組織損傷が起こったとき，または組織損傷を起こす可能性があるとき，あるいはそのような損傷の際に表現される，不快な感覚や不快な情動体験」と説明されている．**痛みは処置に対してではなく，患者を中心に評価される必要がある．**

　痛みは「強さ」「部位」「性状」「発症」「持続時間」「増悪させる因子」「関連症状」により表現される．鎮痛薬や鎮痛方法を選択する際に，これらは有用な指標となる．

　意思疎通のできない患者では，「顔の表情」「上下肢の動き」「処置に対する逃避行動」は重要な評価項目となる．モニタリングでは「血圧」「心拍数」「呼吸回数」などにより，患者の痛みの状態を評価することができる（表2）．

　鎮静状態と同様に，痛みの状態も客観的に評価し，記録に残す必要がある．各施設で標準的な痛み評価のスケールを使用することが望ましい（表3）．

- 鎮痛評価項目は，「意識レベル」「声かけに対する反応」「呼吸様式」「気道閉塞の有無」「呼吸回数」「酸素飽和度」「カプノグラム」「血圧」「心拍数」などがある．
- 痛みの評価項目は「顔の表情」「上下肢の動き」「処置に対する逃避行動」「血圧」「脈拍」「呼吸回数」などがある．
- より適切に評価するためにはいずれもスケールを用い記録に残す必要がある．

〈羽場政法〉

Q18 鎮静のスケールとは？

Answer

鎮静状態にある患者をさまざまな視点から点数化するツールである．鎮静スケールは目標の鎮静レベルになるように薬剤の滴定投与を考える基準となる．また，医療者間の評価の違いを最小限にし，意思伝達を円滑にするために重要である．

◆鎮静スケールの種類

鎮静スケールはさまざまな方法が考えられている．単純であるほど簡便に，複雑であるほど評価に時間がかかるが状態を詳細に知ることができる．

- **OAA/S**（Observer's Assessment of Alertness/Sedation）スケール[1]・**MOAA/S**（Modified Observer's Assessment of Alertness/Sedation）スケール：OAA/Sスケールは「反応性」「会話」「表情」「目」それぞれの項目について評価し鎮静状態をスコアリングする．このスケールはやや複雑であるため，「反応性」の部分のみを利用したMOAA/Sスケールも開発されている．いずれも不穏状態や興奮状態を評価できない．不穏状態や興奮状態の起こりにくい比較的侵襲度の低い処置に有用と考えられる．
- **RASS**（Richmond Agitation Sedation Scale）[2]：鎮静状態を＋4〜−5の10段階で評価する方法である．手順を学べば比較的容易に患者のスコアリングが可能である．
- **RSS**（Ramsay Sedation Score）[3]：不安，興奮のある状態をレベル1，起きている状態をレベル2，鎮静状態をレベル3〜6で評価する．古くからあるスケールで，現在も鎮静評価によく用いられる．
- **RikerSAS**（Riker Sedation Agitation Scale）[4]：鎮静されている状態を1〜4，興奮状態を5〜7の全7段階で評価を行う．RASSやRSS同様，信頼性のある鎮静評価法である．

◆RASSの評価手順

鎮静スケールのうち，使用頻度が高く，手法を学べば短時間で容易に患者をスコアリングできるRASSについて説明する．

表 ● RASS (Richmond Agitation Sedation Scale)

スコア	用語	説明
＋4	好戦的	明らかに好戦的，暴力的，スタッフに危険が及ぶ
＋3	極度の興奮状態	チューブやカテーテルを引っ張る．抜去する．スタッフに対し攻撃的
＋2	興奮状態	頻回の無目的な体動，人工呼吸器とのファイティング
＋1	落ち着きがない	不安でそわそわしている．しかし攻撃的でも活発でもない
0	意識清明で落ち着いている	
－1	傾眠状態	完全に清明ではないが，呼びかけに開眼とアイコンタクトで応答（10秒以上）
－2	軽い鎮静状態	呼びかけに開眼とアイコンタクトで短時間だけ応答（10秒未満）
－3	中等度の鎮静状態	呼びかけに体動や開眼で応答するがアイコンタクトなし
－4	深い鎮静状態	呼びかけに無反応．しかし，身体刺激で体動または開眼
－5	昏睡	呼びかけにも身体刺激にも無反応

①患者を観察する．
- 患者は意識清明で落ち着いているか？（スコア0）
- 患者はずっと落ち着かず興奮しているか？（表の説明に合うか判断しスコア＋1～＋4をつける）

②患者が意識清明でなければ，大きな声で患者を呼び，目を開けてこちらを向くように指示を出す．
- 患者は目を開け，10秒以上アイコンタクトがとれる（スコア－1）
- 患者は目を開け，10秒未満のアイコンタクトがとれる（スコア－2）
- 患者は呼びかけに反応するが，アイコンタクトがとれない（スコア－3）

③もし患者が呼びかけに反応しなければ，肩を揺する．肩の揺すりに反応なければ，胸骨をこする．
- 身体刺激を加えると反応がある（スコア－4）
- 身体刺激を加えても反応がない（スコア－5）

◆ 鎮静のスケールを用いた評価と介入

「体はリラックスしています．眠って目を閉じていますが，大きな声で呼びかけると，目を開けます．10秒以上のアイコンタクトが可能です」と表現される患者を上記の評価手順に従ってRASSで表現すると，「－1」となる．鎮静のスケールを用いることにより，医療者間の評価の違いを最小限にし，カルテ上に簡単に記載することができる．この患者において中等度鎮静が目標であった場

合，現在の鎮静レベルを知ることは，これから薬剤の滴定投与が必要かどうかを考える基準となる．また，医療従事者は記載された内容からそれまでの患者の鎮静状態を知ることができ，意思伝達を円滑にすることができる．

Point

☑ 鎮静のスケールは目標の鎮静レベルになるように薬剤の滴定投与を考える基準となる．

☑ 鎮静のスケールは医療者間の評価の違いを最小限にし，意思伝達を円滑にする．

〈羽場政法〉

文献

1) Chernik DA, et al：Validity and reliability of the Observer's Assessment of Alertness/Sedation Scale: study with intravenous midazolam. J Clin Psychopharmacol, 10：244-251, 1990
2) Sessler CN, et al：The Richmond Agitation-Sedation Scale: validity and reliability in adult intensive care unit patients. Am J Respir Crit Care Med, 166：1338-1344, 2002
3) Ramsay MA, et al：Controlled sedation with alphaxalone-alphadolone. Br Med J, 2：656-659, 1974
4) Riker RR, et al：Prospective evaluation of the Sedation-Agitation Scale for adult critically ill patients. Crit Care Med, 27：1325-1329, 1999

Q19 特殊患者（小児，知的障害，認知症など）の鎮静スケールとは？

Answer

特殊患者においても，不安を解消し，不動化を得るためには鎮静が必要となる．しかし，特殊患者のための鎮静評価スケールはない．現状の鎮静スケールを用いた場合の欠点を知り，違う角度からの評価を用いて，その欠点を埋める方法を知っておく必要がある．

◆ 特殊患者における鎮静評価の難しさ

コミュニケーションがとれる患者では鎮静に関して事前に説明を行うことができ，鎮静時の意思疎通により状態を確認することができる．しかし，小児，知的障害，認知症などの患者においては，これらの手法が使用できない．具体的にはアイコンタクトや呼びかけに対する反応が得られない場合，それが鎮静によるものかどうかの判断が難しい．そのため現状の鎮静スケールではスコアリングに難渋することが容易に起こる．

◆ 呼吸と循環評価の重要性

中等度鎮静で呼吸が破綻することは比較的少ない．深い鎮静では呼吸に対する介入が必要となることがある．全身麻酔に近い状態では，呼吸と循環が破綻する可能性がある．前述の鎮静スケールでの評価に加えバイタルサインや呼吸様式を評価することにより，鎮静のレベルを判断することができる（表）．

表 ● 鎮静の深さの連続性：全身麻酔および鎮静/鎮痛のレベルの定義

	軽い鎮静	中等度鎮静	深い鎮静	全身麻酔
反応性	呼名で正常反応	言葉での刺激に対し意図のある動き	連続刺激や疼痛刺激で意図のある動き	疼痛刺激を受けても覚醒しない
気道	無影響	介入必要なし	介入が必要な可能性	しばしば介入必要
自発呼吸	無影響	十分である	不十分な可能性	しばしば不十分
循環	無影響	通常保持される	通常保持される	破綻する可能性あり

文献1より引用

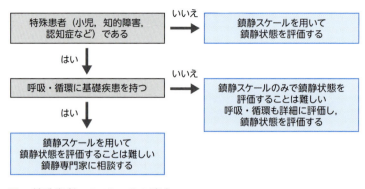

図 ● 特殊患者へのスケールの適応

◆ 呼吸,循環に基礎疾患をもった特殊患者の場合

　呼吸に基礎疾患をもった患者の場合,中等度鎮静で呼吸が破綻する可能性がある.また循環に基礎疾患をもった患者では深い鎮静で循環が破綻する可能性がある.こういった特殊患者では鎮静レベルの評価が,さらに難しいものとなる.鎮静のスケールは残念ながら万能ではない.事前に患者の基礎疾患を把握し,コミュニケーション能力を検討し,安全に鎮静が行えないと判断した場合には鎮静の専門家に相談を行うべきである(図).

Point

- ☑ 特殊患者(小児,知的障害,認知症など)で鎮静スケールを用いた場合に,適切に評価できない可能性がある.
- ☑ 特殊患者では鎮静スケールのみに頼らず,呼吸と循環の評価を行い,鎮静レベルを決定する.
- ☑ 呼吸,循環の基礎疾患をもった特殊患者では専門家の指示に従う.

〈羽場政法〉

文献

1) American Society of Anesthesiologists Task Force on Sedation and Analgesia by Non-Anesthesiologist：Practice guideline for sedation and analgesia by non-anesthesiologists. Anesthesiology, 96：1004-1017, 2002

Q20 痛みのスケールとは？

痛みを客観的に評価するためのツールである．客観的に評価された痛みにより鎮痛法や鎮痛薬を選択することができる．スケールを用いた痛みの評価は簡便に記録に残すことができる．

◆ 痛みのスケールの分類

痛みのスケールは**自己申告型**のスケールと**観察型**のスケールに分けられる．浅い鎮静においては，自己申告型のスケールで痛みを評価することができる．中等度鎮静や深い鎮静においては意思疎通が困難で，多くの場合，観察型のスケールを使用することが多い．

● 自己申告型のスケール（図）

- **NRS（Numeric Rating Scale）**：0から10までの11段階の数字を用いて，患者自身が痛みの強さを指し示す方法．0が痛みなし．10を想像できる最も強い痛みとする．
- **VNS（Verbal Numeric Scale）**：0から10までのどれにあたるかを質問し，患者が口頭にて答える方法．NRSと同様，0が痛みなし．10を想像できる最も強い痛みとする．道具を必要としない簡便な方法である．
- **VAS（Visual Analogue Scale）**：10cmの直線の片側を痛みなし，反対側を考えられる最も強い痛みとし，患者に直線上の一点を指し示させる．痛みなしのポイントから指し示した点までの長さを測り評価する方法．
- **FPS（Faces Pain Scale）**[1]：無表情から苦しそうな顔を6種類並べ，自分の痛みに応じた表情を指し示させる方法．

自己申告型のスケールは対象となる患者に応じて種類を選択することが重要である．認知障害や知的障害，小児の患者には表情で表現されたFPSが効果的である．視力障害のある患者ではVNSが有用である．

● 観察型のスケール

中等度鎮静や深い鎮静において意思疎通が困難な状況では，観察型のスケールが用いられる．

- **BPS（Behavioral Pain Scale）**[2]：痛みの判定を患者の行動で評価する方法（表）．本来人工呼吸中の患者の痛みを評価する方法であったが，現在一

NRS（Numeric Rating Scale）

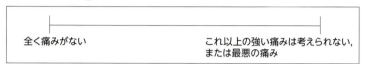

VAS（Visual Analogue Scale）

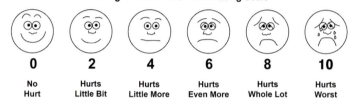

FPS（Faces Pain Scale）

Wong-Baker FACES® Pain Rating Scale

0	2	4	6	8	10
No Hurt	Hurts Little Bit	Hurts Little More	Hurts Even More	Hurts Whole Lot	Hurts Worst

©1983 Wong-Baker FACES Foundation. www.WongBakerFACES.org
Used with permission. Originally published in *Whaley & Wong's Nursing Care of Infants and Children*. ©Elsevier Inc.

図 ● 自己申告型のスケール
文献1より転載

表 ● BPS (Behavioral Pain Scale)

項目	説明	スコア
表情	穏やかな	1
	一部硬い（例えば，眉が下がっている）	2
	全く硬い（例えば，まぶたを閉じている）	3
	しかめ面	4
上肢の動き	全く動かない	1
	一部曲げている	2
	指を曲げて完全に曲げている	3
	ずっと引っ込めている	4
呼吸器との同調	同調している	1
	時に咳嗽，大部分は呼吸器に同調している	2
	呼吸器とファイティング	3
	呼吸器の調節がきかない	4

文献2より引用

般的な鎮痛の評価として使用されていることが多い．「表情」，「上肢の動き」，「人工呼吸との同調」の3項目をそれぞれ1〜4点の4段階で評価する．リラックスした快適な状態では通常それぞれの項目は1点を示す．これまでの報告では3項目の合計点数が3〜4点の場合にはリラックスした状態，4〜5点以上では痛みのある状態とされている．処置時の鎮静においては「表情」，「上肢の動き」について評価を行う．片方が2点の場合には状況に応じて鎮痛薬を投与，両方が2点以上である場合や，どちらかが3点以上である場合には，鎮痛薬投与が必要と考えられる．

◆ 痛みの評価スケールの使用の際に

医療従事者間で認識を同じにするため，使用するスケールは**施設内で統一**することが望ましい．また，鎮痛状態は時間経過とともに変化する．処置や**バイタルサイン**に合わせて**経時的に記録を残す**ことが重要である．

- ☑ 鎮痛のスケールには自己申告型のスケールと観察型のスケールがある．
- ☑ 中等度の鎮静，深い鎮静では，観察型のスケールが用いられる．
- ☑ 使用するスケールは施設で統一し，経時的に記録を残すことが重要である．

〈羽場政法〉

文献
1）http://wongbakerfaces.org
2）Payen JF, et al：Assessing pain in critically ill sedated patients by using a behavioral pain scale. Crit Care Med, 29：2258-2263, 2001

第1章 鎮静・鎮痛の基本をおさえる　❸鎮静と痛みの評価の基本をおさえる

特殊患者（小児，知的障害，認知症など）の鎮痛スケールとは？

　事前の説明やコミュニケーションが難しい特殊患者においても鎮静時の鎮痛評価は必要である．自己申告型のスケールで使えるものもあるが，多くは観察型のスケールを用いる．

◆ 自己申告型のスケール

　絵に描いた表情によって自己の痛みを表現するFPSは，3歳以上の小児，知的障害患者，認知機能障害のある高齢者でも有用なスケールである．認知機能に問題はないが視覚障害がある患者ではVNSが有用である．患者の背景に合わせスケールを選択する必要がある．（FPS，VNSに関してはQ20参照）

◆ 観察型のスケール

　前述（Q20参照）のBPSは顔の表情や上肢の動きによって評価するため，小児，知的障害，認知症においても有用な方法である．小児ではFLACCS（Faces Legs Activity Cry Consolability Scale）[1]が信頼性もあり，よく使われる痛みの評価スケールである．顔の表情，足の動き，活動性，啼泣，機嫌の5項目を0～2点で評価し，合計10点で採点される．合計点数0点はリラックスし快適

表1 ● FLACCS (Faces Legs Activity Cry Consolability Scale)

スコア	0	1	2
顔	特別な表情はないか，笑顔	ときおり顔をしかめる，内向的，無関心な表情	頻繁に顎を震わせたり，歯を食いしばる
足	正常な状態で，力が入っていない	落ち着きがなく，そわそわしたり，力の入った状態	蹴飛ばす，足を引きつける
活動性	静かに寝ている，普通の姿勢，楽に動いている	もがく，前後に体を揺らす，緊張している	弓なりになる，硬直する，ピクッと動く
啼泣	泣かない（起きているか寝ているか）	うめき声をあげる，弱々しく泣く，ときおりむずかる	ずっと泣いている，叫ぶ，むせび泣く，頻繁にむずがる
機嫌	満足している，楽にしている	ときおり触れたり，抱きしめたり，話しかけたりして安心させる	慰めたり，快適に過ごさせるのが困難である

文献1より引用

日本語版 Premature Infant Pain Profile

採点方法

1. 各指標と、測定時にどのように採点すればよいかについてしっかり把握する。
2. 開始する前に医療記録から在胎週数を採点する。
3. 児を観察し、イベント直前15秒間の行動状態を採点する。
4. 基準値となる心拍数と酸素飽和度を記録する。
5. イベント直後30秒間、児を観察する。モニターと児を交互に見て、観察された生理的変化と表情変化を採点し、観察期間の直後に記録する。
6. 総合得点を計算する。

ID：
日時：
イベント：

プロセス	指標	0	1	2	3	得点
医療記録	在胎週数	36週以上	32-35週	28-31週	28週未満	
児を15秒間観察	行動状態	動的/覚醒 開眼 顔面運動あり	静的/覚醒 開眼 顔面運動なし	動的/入眠 閉眼 顔面運動あり	静的/入眠 閉眼 顔面運動なし	
基準値の観察 心拍数：（　　） 酸素飽和度：（　　）						
児を30秒間観察	心拍数 最大値（　　）	0-4bpm増加	5-14bpm増加	15-24bpm増加	25bpm以上増加	
	酸素飽和度 最小値（　　）	0-2.4%減少	2.5-4.9%減少	5.0-7.4%減少	7.5%以上減少	
	眉の隆起	なし （時間0-9%）	小 （時間10-39%）	中 （時間40-69%）	大 （時間70%以上）	
	強く閉じた目	なし （時間0-9%）	小 （時間10-39%）	中 （時間40-69%）	大 （時間70%以上）	
	鼻唇溝	なし （時間0-9%）	小 （時間10-39%）	中 （時間40-69%）	大 （時間70%以上）	
					総得点	

注1）在胎週数は出生時ではなく痛み評価時の週数を採点する。
注2）表情の変化が断続的に出現した場合は合計時間を採点する。時間0-9%（3秒未満）、時間10-39%（3秒以上12秒未満）、時間40-69%（12秒以上21秒未満）、時間70%以上（21秒以上）を表す。
注3）表情指標の定義はNeonatal Facial Coding System: NFCSを参考に以下に示す。

眉の隆起：眉を下げ、眉間を寄せることにより眉間に盛り上がりや皺・縦皺が生じている。
強く閉じた目：まぶたを強く閉じている、もしくは隆起している。児の眼球上のまぶたの隆起が顕著である
鼻唇溝：主として鼻唇溝が上方向に引っ張られ深まることにより生じる、両方の小鼻の横から始まり下側および口角を越えて外側に伸びる線もしくは皺。

原版 PIPP: Stevens B. et al. Clinical Journal of Pain 1996; 12: 13-22.
NFCS: Grunau RVE. et al. Pain1987; 28:395-410.

表2 ● 日本語版 PIPP
文献2より転載

な状態，1～3点は軽度の不快感がある状態，4～6点では中等度の痛みがある状態，7～10点では重度の不快感や痛みがある状態と考えられる．1～3点の場合には状況に応じて鎮痛薬を投与，4点以上では鎮痛薬投与が必要と考えられる．生後数カ月から使用が可能である（表1）．

乳児や新生児ではPIPP（Premature Infant Pain Profile）[2]（表2），NIPS（Neonatal/Infant Pain Scale）などが信頼性のある痛みの評価スケールとして使用されている．

Point

- ☑ FPSはコミュニケーションの難しい患者でも，使用できる自己申告型のスケールである．
- ☑ BPSは特殊患者においても使用できる観察型のスケールである．
- ☑ FLACCSは小児で使用される痛みの評価スケールである．
- ☑ 表情や動きの評価が難しい新生児や乳児ではPIPPやNIPSが用いられる．

〈羽場政法〉

文献

1) Merkel SI, et al：The FLACC: a behavioral scale for scoring postoperative pain in young children. Pediatr Nurs, 23：293-297, 1997
2) 小澤未緒, 他：日本語版Premature Infant Pain Profileの実践的活用の検証―所属施設やNICU従事年数の異なる看護師による評価―. 小児保健研究, 71：10-16, 2012

Q22 回復室で使用できる評価スケールはありますか？

Answer

処置が終わった後も引き続き，処置中と同様にスケールを使用し鎮静と鎮痛の評価を行う．鎮静状態が浅くなり，帰宅する際には退室基準に沿って評価し，帰宅可能かどうかの判断を行う．

◆ 鎮静・鎮痛の評価

処置が終わっても，鎮静状態は変わらない．状況によっては処置という侵襲がなくなったため，より深い鎮静状態に変化することもある．回復室でもQ18〜21に紹介したスケールを用いて，鎮静・鎮痛の評価を行う．鎮静状態から回復してきた患者については退室基準に沿って評価する．

◆ 退室基準

施設ごとに標準的な退室基準が設けられるべきである．退室基準のなかで，患者状態の評価にはModified Aldreteスコア[1]やModified Post-Anaesthetic Discharge Scoring System（MPADSS）[2]が用いられることが多い．

● Modified Aldreteスコア

全身麻酔からの退出基準として使われているスコアリング法で，鎮静後の評価にも有用とされている．活動性，呼吸，循環，意識レベル，酸素飽和度の5項目，それぞれ0〜2点で評価を行う．一般的に9点以上が退室基準となる（表1）．

● MPADSS

日帰り麻酔からの退院基準として使われているスコアリング法で，鎮静後にも有用とされる報告がある．評価方法はバイタルサイン，歩行，悪心・嘔吐，疼痛，出血の5項目，それぞれ0〜2点で評価を行い，9点以上が退院基準となる．Modified Aldreteスコアに比べ，鎮静状態だけでなく，副作用や処置の合併症に対しても評価を行う方法である（表2）．

ここでは回復室における評価スケールについて述べた．回復過程においては，使用した薬剤や行われた処置の強さも考慮し，意識と痛みの評価を行う必要がある．回復室管理についての詳細は「第2章3 鎮静・鎮痛後の回復室管理につ

表1 ● Modified Aldreteスコア
（合計10点　9点以上で帰室）

項目	点数	評価
活動性 自発的あるいは指示に対し動ける	2	4肢
	1	2肢
	0	0肢
呼吸	2	深呼吸／咳が自由にできる
	1	呼吸困難／浅いあるいは制限された呼吸／頻呼吸
	0	無呼吸／人工呼吸
循環	2	鎮静前の血圧±20％
	1	鎮静前の血圧±20〜49％
	0	鎮静前の血圧±50％
意識レベル	2	完全覚醒
	1	呼びかけると覚醒する
	0	反応なし
酸素飽和度	2	Room Airで92％以上
	1	90％以上を保つために酸素が必要
	0	酸素使用でも90％以下

文献1より引用

表2 ● MPADSS
（合計10点　9点以上で帰宅）

項目	点数	評価
バイタルサイン	2	術前値の20％以内
	1	術前値の20〜40％
	0	術前値の40％
歩行	2	しっかりした歩行／めまいなし
	1	介助必要
	0	歩行できない／めまいがある
悪心・嘔吐	2	ほとんどない
	1	中等度
	0	重度
疼痛	2	ほとんどない
	1	中等度
	0	重度
手術による出血	2	ほとんどない
	1	中等度
	0	重度

文献2より引用

いて」を参照されたい．

- ☑ 回復室でも引き続き，鎮静・鎮痛のスケールを用いて評価する．
- ☑ Modified AldreteスコアやMPADSSが退院，退室評価として用いられている．

〈羽場政法〉

文献

1）Aldrete JA & Kroulik D：A postanesthetic recovery score. Anesth Analg, 49：924-934, 1970
2）Chung F：Discharge criteria--a new trend. Can J Anaesth, 42：1056-1058, 1995

第2章 中等度／深鎮静・鎮痛の実際　**1**患者評価や鎮静・鎮痛法について

事前スクリーニングはどのようにすればよいですか？

◆ 全身麻酔の患者スクリーニングを応用

　中等度/深鎮静・鎮痛の場合の患者スクリーニングは，全身麻酔時のスクリーニングに準ずると考えるとわかりやすい．ただし，手術室外で施行される場合は，安全管理上の機能が手術室に比べると劣ることを前提に鎮静プランを立てなくてはならない．患者急変時に必要な薬品はもちろん，鎮静が行われる場所の特性，例えばスタッフの教育レベルや物品の整備状況を踏まえた鎮静プランの立案が必要である．

　本稿では，全身状態を総括的に評価する方法と，そのなかでも鎮静時に特に問題となる気道確保に関する評価に焦点を当てて解説する．

◆ 最初の患者スクリーニング

　多忙な現場では時間と手間のかかるスクリーニングが難しいことも多々あり，可能な限り省力化が必要である[1]．鎮静を必要とする処置を行うことが決まった時点で，最初のスクリーニングを行う．医学的知識がなくても確認できる内容（年齢，性別，身長，体重，いびき，肺疾患，心疾患の有無など）は，最低限のチェックリストを患者自身に待合室などで記入してもらう（表1）．患者が自身で記入することが難しい場合には，事務職員のサポートなどを活用することも有用であろう．チェックリストを用いてその後の患者評価を詳細に行うべきか否かを判断することができるために，その後の医師による診察の省力化につながり，情報収集漏れを防ぐことで多忙な診療現場の安全面にも貢献することになる[2]．

◆ ASA-PSを応用したリスク評価

　鎮静薬や鎮痛薬を投与することにより，患者の呼吸状態や循環動態その他さまざまな影響が出るために，施行前に患者全身状態を把握しておくことが必要である．

　全身麻酔の場合，米国麻酔科学会の全身状態分類[3] ASA-PS（American Society of Anesthesiologists Physical Status）が最も一般的かつ総括的な術前患者スクリーニング法である．

表1 ● 鎮静前のチェックリスト（例）

検査・処置を受ける方へ （答え方がよくわからなかったら受付に質問してください）			詳細がわかったら 記入してください
1	心臓や肝臓，腎臓，肺，脳などに病気がありますか（過去にありましたか）	はい　いいえ	
2	現在常用している薬はありますか（血圧を下げる薬，糖尿病の薬，血が固まりにくくなる薬，ステロイドなど）	はい　いいえ	
3	喘息や肺の病気はありますか	はい　いいえ	
4	鼻血や血が止まりにくいことはありますか	はい　いいえ	
5	薬や食べ物でアレルギーはありますか	はい　いいえ	
6	グラグラしている歯や弱い歯がありますか　または義歯をつけていますか	はい　いいえ	
7	首を曲げると肩や腕に痛みやしびれを感じますか	はい　いいえ	
8	口を大きく開けることができますか	はい　いいえ	
9	会話や耳が不自由ではないですか	はい　いいえ	
10	「いびき」をかきますか（家の人に指摘されますか）	はい　いいえ	
11	（女性の方へ）妊娠しているかどうかわかりますか（最終月経はいつですか）	はい　いいえ	最終月経開始： 　　月　　日頃

文献1を参考に作成

《ASA-PS》
- Class1：健康であり，全身性の疾患がない．手術の対象となる疾患は限局的で全身に影響を及ぼさない
- Class2：合併する疾患や手術を要する病的状態が原因で，軽度から中等度の全身性の機能障害がある．日常生活動作は正常
- Class3：コントロールされている重度の全身疾患などで，日常生活が制限されている患者
- Class4：治療によっても改善しない可能性がある生命を脅かす全身疾患を有し，日常生活は不可能
- Class5：瀕死であり手術をしないと確実に死亡するが手術をしても助かる可能性は少ない
- Class6：脳死状態（臓器ドナー）
- 緊急手術の場合は「E」を併記する．Eはリスクの増加を意味する

ASA-PSと予後は相関するとされる[3]．この評価法は鎮静・鎮痛の場合でも利用できると考える．すなわち，Class1，2の患者への鎮静・鎮痛で重篤なトラ

ブルが起こる可能性は低く，反対にClass4，5の患者では相応のリスクがあると考えられる．時には鎮静で患者の生命予後を悪化させてしまう可能性もあり，そのような場合はスタッフによる「励まし」やスキンシップなどによる精神面のケアに留めることの方が安全かつ有効であろう．どうしても鎮静が必要な場合には，最初から気道確保を前提として行う全身麻酔の方がむしろ安全かもしれない．

事前スクリーニングで合併症が認められる場合には，Class分類の根拠となる合併症に関する詳細な情報収集を行う．それぞれの病態に関する詳細は他稿に譲る．

リスクが高い場合には鎮静方法や試行場所の選択や，鎮静自体の適応の有無，さらには目的とする処置自体の適応に関しても再検討が必要な場合もあり，それらの情報をもとに総合的に鎮静プランを立案する．

◆ 気道の評価

中等度/深鎮静・鎮痛の患者評価では，気道評価を欠かすことはできない．全身麻酔のように気道が確保されていない分，患者急変時の対応が難しいと考えておいた方がよい．

● 気道確保の戦略を立てる

呼吸状態に問題が生じた場合を想定し，前もってその難易度評価を行い，事前に戦略を立てておくことは，患者急変時の気道確保の助けになるであろう．

呼吸状態に問題が生じた場合に最も重要な処置は，マスク換気：BVM（bag valve mask）による人工呼吸・補助呼吸である．BVMによる換気が困難な場合や長時間にわたる場合などは気管挿管やSGA（supra glottic airway device：声門上器具）を用いた人工呼吸が必要となる．また，さまざまな気道ガイドラインが発表されているが，CICV（cannot intubate cannot ventilate：気管挿管とマスク換気の両方ができない状態）時の第一選択はSGA挿入による気道確保である点が共通している[4〜6]．

● 気道確保困難に対応する

BVMによる換気，SGAによる換気，気管挿管（直視型喉頭鏡を用いた場合）それぞれの困難度を予測して，前もってある程度具体的な気道確保の戦略を立てておくことで，準備の不備を防ぎ，実際に気道確保が必要なときには迷わずに処置を開始することができる（表2）．

このモデルからは困難が予測されなかったとしても，明らかな上気道異常病

変のある患者では，マスク換気困難かつ直視型喉頭鏡による喉頭展開困難の可能性が高い．

SGAを用いた換気の難易度を表3に示す．

SGA挿入時に麻酔（鎮静）が浅いと，喉頭痙攣，声門閉鎖を発症することがある．また，無理な挿入操作により口腔や咽頭から出血することがあるため，抗凝固薬や抗血小板薬を内服している患者では注意が必要である．

上記のスクリーニングで気道確保困難が予想される場合には，患者急変時に対応できるように相応の準備（機材やスタッフ）が必要で，それが難しい場合は，最初から気道を確保する（全身麻酔）か，鎮静自体を断念するべきである．

表2 ● 12の術前評価項目を用いて，マスク換気困難と気管挿管困難が同時に発生する可能性を予測するモデル

術前に評価すべき12の危険因子	
・Mallampati Ⅲ or Ⅳ	・46歳以上
・頸部放射線後，頸部腫瘍	・アゴひげの存在
・男性	・太い首
・短い甲状オトガイ間距離	・睡眠時無呼吸の診断
・歯牙の存在	・頸椎の不安定性や可動制限
・Body Mass Index 30 kg/m² 以上	・下顎の前方移動制限

マスク換気困難と直視型喉頭鏡による喉頭展開困難が同時に発生する可能性		
術前予測危険クラス	クラス内での発生頻度	オッズ比（95％信頼区間）
Ⅰ（危険因子数0〜3個）	0.18％	1.0
Ⅱ（危険因子数4個）	0.47％	2.56（1.83〜3.58）
Ⅲ（危険因子数5個）	0.77％	4.18（2.95〜5.96）
Ⅳ（危険因子数6個）	1.69％	9.23（6.54〜13.04）
Ⅴ（危険因子数7〜11個）	3.31％	18.4（13.1〜25.8）

Kheterpalのモデルを一部改変：文献4, 8

表3 ● SGA挿入・換気困難

挿入困難	換気困難
開口制限	不適切な位置
頸部可動行制限	喉頭痙攣
口腔内病変	口腔内病変
隆起・陥凹性病変 巨舌	易出血 嘔吐 気管支攣縮（喘息発作）

- 最初のスクリーニングは，医師の診察前にチェックリストなどの簡便な方法を行うことで，現場の省力化と安全面向上に役立つ．
- ASA-PSで総括的なリスク評価を行う．
- 気道評価は特に詳細に行う必要がある．
- 気道確保困難が予想されるときには，前もって気道確保の戦略を立てておく．
- 鎮静プランは，患者スクリーニングの結果と鎮静場所の状況両方を勘案して立案する．

〈五十嵐 寛〉

第2章 中等度／深鎮静・鎮痛の実際　❶患者評価や鎮静・鎮痛法について

Q24 インフォームド・コンセント（承諾書を含む）の方法は？

Answer

インフォームド・コンセント（informed consent：IC）には，医療者側からの十分な説明と，患者の理解，同意，選択がともに必要とされる．単に形式的な説明に患者のサインがあればよいというものではない．医療者からは事前スクリーニング情報からの医学的な判断に基づくその患者のために立案された鎮静プランに関して，必要性，利点，欠点（合併症など）を，患者・患者家族が理解できる言葉を使った対話のなかで，患者の意思や考え方を踏まえた選択肢を提示することが必要である．

事前スクリーニングで得られたリスク評価に沿ってICは行われる．リスクの高い患者には十分な時間を割いてICを行うべきである．しかしながら日常診療においてすべての患者に対して必要十分な時間を割くことは難しいため，省力化が必要である．鎮静が必要な患者のスクリーニング・リスク評価とICの内容は一体をなしていると言える．

承諾書は，鎮静が必要な場合が多い処置の場合は，処置の承諾書のなかに鎮静に関する欄を設ける．そうでない場合には別に鎮静のための承諾書を設ける．手術室の麻酔同意書を流用するのも一法であろう．主治医もしくは鎮静担当者は事前に行われたスクリーニング結果から立案された鎮静プランを説明し，起こり得る合併症に何しても過不足なく説明・記載を行う．鎮静がうまくいかなかった場合の対応や，全身麻酔に変更する可能性があることを説明し，最後に理解が得られたことを確認して医師・患者双方の署名を行う．署名は患者の自由意思に基づく．

ICや承諾書に鎮静特有のものはない．新たに作るのであれば各施設の全身麻酔承諾書を参考に作成することを推奨する．

Point

- ☑ ICには形式的な説明だけではなく，患者のために立案されたプランに関する説明が必要．
- ☑ ICの内容と事前スクリーニングによるリスク評価は一体をなしている．
- ☑ 鎮静特有の承諾書はないため，全身麻酔承諾書に準じたものがよい．

〈五十嵐 寛〉

第2章 中等度／深鎮静・鎮痛の実際　❶患者評価や鎮静・鎮痛法について

Q25 鎮静法の選択（鎮静施行場所を含む）はどのようなものがありますか？

Answer

◆ 患者要因だけでなく，鎮静場所の状況が大きな要因

　手術室，放射線部（透視室，CT室，MRI室），生理検査室，内視鏡室，救急部，外来処置室など，病院内のいたるところで鎮静下の処置が行われている．

　具体的な鎮痛薬の使用方法などは他稿に譲るが，目的とする医行為と施設の状況により鎮静法が決まる．ほとんどの場合患者の意識状態は正常であり，患者の苦痛の軽減のために鎮静を行うが，患者が不穏な状態で周囲の医療従事者に危険が及ぶような興奮状態や，意思疎通が難しいが体動を止めるために鎮静が必要な場合など，さまざまな状況が想定される．試行場所に関しても，人材・機材ともに揃っている手術室から，磁性体の持ち込み制限のあるMRIまで，さまざまな環境が想定される．

　すなわち，鎮静方法の選択には患者の要因だけでなく，鎮静場所の要因が大きく影響する．すなわち患者スクリーニングによる患者要因と，機材やスタッフの数や能力などの環境要因を照らし合わせたうえで，トラブルが生じることを前提に，その場合でも対応できる鎮静プランを立案することが肝要である．

　術前評価でリスクが高い患者の場合は，麻酔科医が鎮静・鎮痛を担当することが望まれる．麻酔科医が現場に出張することが難しい場合には目的医行為自体を手術室で行うことも検討するか，鎮静を行うこと自体を再検討するべきである．

◆ 各場所での留意点[1)]

● 手術室

　手術室は患者急変が日常的に起こり得るために安全管理機能レベルが高いため，鎮静下で処置を行うのには最も安全な場所である．モニターが充実している点，急変時対応に慣れた外回り看護師がモニターを担当する点，急変時に麻酔科医が対応できる点など，他の部署よりも安全である．

　しかし，手術室が満室でスタッフが手薄な状況ではその機能を生かすことができないことは考えておかないといけない．

● **救急部**

　創傷の縫合，骨折や脱臼の整復，腰椎穿刺などさまざまな処置が行われる．多くの救急医は救急医療行為の必要性から少なくとも中等度の鎮静の技術をもち，気道管理にも長けている場合が多い．

　ただし，日本国内の病院の救急部では，初期研修医やまだ経験の浅い医師が戦力となっている施設も多くある．また，特に複数の患者処置で多忙を極めているタイミングでは他のスタッフも全員が忙しいため，患者モニターがおろそかになることも考えられる．多忙な環境での鎮痛下処置は，相応の危険を伴うことを注意しなくてはならない．

● **集中治療部**

　ICUでは呼吸管理のために麻酔科医が常駐している場合も多く，鎮静下処置に関しても麻酔科医が担当できることは利点である．気道管理下であれば全身麻酔も可能であるが，出血を伴う処置や清潔操作を必要とする処置は手術室で行うべきである．

● **放射線部（診断）**

　放射線部での多くの検査はさほど苦痛を伴わないためにほとんどの患者で鎮静は不要であるか，声掛けによる不安除去や最小限の鎮静で十分である．しかし小児や精神発達遅滞，原病による意識状態低下などが原因で検査に協力が得られない場合には鎮静が必要となる．中途半端な鎮静では脱抑制による興奮や急な体動までは抑えられないこともあり，その場合は直ちに全身麻酔に移行させるか検査中止を選ぶ．患者の状態によっては最初から全身麻酔を選択することも考慮する．

　現在ではMRI環境下でも使用可能なシリンジポンプや人工呼吸器，モニター類も発売されているので，これらの機材が使用可能である環境であればMRI撮影中も鎮静薬や鎮痛薬の持続投与による鎮静・鎮痛法や全身麻酔も選択可能である．ただし，MRIやCT室のように閉鎖された空間では，患者急変時に直ちに処置を行えるように鎮静担当者が同席するかもしくは直ちに入室できるようにしておく体制整備が必要である．そのためには最低限患者の姿とモニターを別室でも観察できるようにしておくことが必要である．

● **放射線部（治療）**

　穿刺などの疼痛を伴う処置が多いため，全身麻酔でなく鎮静下の処置であれば局所麻酔による鎮痛が前提となる．患者と処置の内容両方を考慮して鎮静法を決定する．

患者の全身状態が不安定であればあらかじめ気道を確保しておくことが重要であり，長時間にわたる処置で患者の体動が問題となるような処置（脳動脈瘤コイル塞栓術など）や，苦痛が大きな処置では最初から全身麻酔を選択するべきである．

心臓カテーテル検査では，検査と治療の両方が行われる．前もって気道確保されていない場合には，必要なときに直ちに気管挿管が行えるように準備しておく．除細動器やCPRに必要な薬剤の準備は必須である．

● 生理検査室

多くの生理検査は苦痛を伴わないため鎮静は必要ないが，**経食道心臓エコー検査**では中等度の鎮静を行うことが一般的である．この場合にも咽頭周辺の局所麻酔は必須である．検査中に蘇生処置が必要な事態も考えられるので，気道確保器具，除細動器，CPRに必要な薬剤などの準備は怠らない．

● 内視鏡室

上下消化管内視鏡検査では鎮静しないか最小限の鎮静ですむことが多いが，中等度以上の鎮静を「売り」にしている病院もある．内視鏡室は室内が暗く，内視鏡施行医は内視鏡モニター画面から目が離せないので，患者をモニターするスタッフは必ず必要である．

ステント挿入では中等度以上の鎮静が必要な場合もあるが，消化管通過障害（イレウス）がある場合では嘔吐と誤嚥のリスクがあるため，気道を確保しておいた方が無難であろう．小児の異物除去では多くの場合，全身麻酔下でないと試行できない．日常的に小児の全身麻酔を行っていない施設では，手術室に内視鏡をもち込んで麻酔科医が全身麻酔を担当して行うことを勧める．

● その他の部署

全部署に共通して言えることは，鎮静方法の選択には患者の要因だけでなく，処置の内容と鎮静場所の要因が大きく影響する．すなわち患者スクリーニングによる患者要因と，機材やスタッフの数や能力などの環境要因を照らし合わせたうえで総合的に判断し，トラブルが生じることを前提に，その場合でも対応できる鎮静プランを立案することが肝要である．

Point

- ☑ 鎮静方法の選択には患者の要因だけでなく，処置の内容と鎮静場所の要因が大きく影響する．
- ☑ トラブルが生じることを前提に，対処法を含めて鎮静プランを立案する．

● 最後に

呼吸停止を最も迅速かつ客観的に検知するモニターは**呼気二酸化炭素モニター（CO_2 モニター）**である．呼吸停止から SpO_2 が低下するのには相応の時間が必要であるが，CO_2 モニターを用いれば呼吸停止を瞬時に検知することができる．

CO_2 モニターが鎮静のルーチンモニターとなる日が一日でも早く来ることを願って止まない．

〈五十嵐 寛〉

文献

1) Morrison DE, Hare KD. 山田達也（訳）：患者の評価と鎮静法の選択．「鎮静法ハンドブック」（飯島毅彦，上農喜朗 監訳），メディカル・サイエンス・インターナショナル，p51-64, 2014
2) 日本麻酔科学会ホームページ HOME＞一般の皆様＞麻酔を受けられる方へ＜2＞
http://www.anesth.or.jp/public/anesthesia/02.html
3) American Society of Anesthesiologists Task Force on Preanesthesia Evaluation：Practice advisory for preanesthesia evaluation: a report by the American Society of Anesthesiologists Task Force on Preanesthesia Evaluation. Anesthesiology, 96：485-496, 2002
4) 気道管理ガイドライン 2014（日本語訳）．指針・ガイドライン，日本麻酔科学会ホームページ
http://www.anesth.or.jp/guide/index.html
5) Apfelbaum JL, et al：Practice guideline for management of difficult airway：an updated report by the American Society of Anesthesiologists Task Force on Management of Difficult Airway. Anesthesiology, 118：251-270, 2013
6) Crosby ET, et al：The unanticipated difficult airway with recommendations for management. Can J Anaesth, 45：757-776, 1998
7) Henderson JJ, Popat MT, Latto IP, Pearce AC; Difficult Airway Society. Difficult Airway Society guidelines for management of the unanticipated difficult intubation. Anaesthesia 2004; 59：675-94.
8) Kheterpal S, et al：Incidence, predictors, and outcome of difficult mask ventilation combined with difficult laryngoscopy：a report from the multicenter perioperative outcomes group. Anesthesiology, 119：1360-1369, 2013

Q26 鎮静・鎮痛中のモニタリングの目的と種類は何ですか？

Answer

　モニタリングは実際の鎮静管理を行ううえで患者の予後向上にもつながる大変重要な項目である．ASAのガイドラインでは中等度の鎮静以上において，処置を担当する者以外に，鎮静担当者もしくはモニタリング観察者をおくことが強く奨励されている．深い鎮静・鎮痛を行う担当者は患者の頭元に位置し，患者のモニタリングに専念しなくてはならない．中等度の鎮静・鎮痛で患者の状態が安定しているのであれば，他の仕事と兼任してよい．しかし，行ってよい仕事は重要度の低い中断可能な仕事とされる．以下，患者のモニタリングの意義・方法について紹介する．

◆ モニタリングの意義

　モニタリングの基本は情報収集である．患者から得たこれらの情報をもとに，医療者は解釈を加え，患者の状態を的確に把握する必要がある．またモニタリングの情報は客観的データを含むため，鎮静にかかわるすべての医療者の共通の情報にもなりうる．患者の鎮静・鎮痛が安全に行われているかを確認し，また早期に合併症を発見し過誤を防いでいくための重要なツールとして位置付けておくことが大切である．

　モニタリングとは広義には患者のデータ収集一般を示すが，人の手によって行われるものと機械的なものに区別することができる．いずれにしろテクノロジーが発達した現代においても，モニタリングから得られる情報の判断や利用は人によってなされなくてはならない．**そのためモニタリングを扱う者は機器の特徴，得られる情報がどれくらい信用のおけるものであるのか，どのようなピットフォールがあるのか（感度・特異度を理解），そしてどのように利用していくのかなどモニタリングに精通しておく必要がある**．いずれにしろ手術室内外問わず中等度以上の鎮静・鎮痛を行う状況においては，合併症を軽減するためにはモニタリングを行う体制を確立していくことが強く推奨されている．

◆ モニタリングの種類

　鎮静・鎮痛におけるモニタリングはその連続した鎮静や鎮痛の深度を知るためのもの，また中等度以上の鎮静・鎮痛に関して介入が必要となる気道管理，

呼吸管理，循環動態に関するものに区分される．

● 意識レベルのモニタリング

指示に対して反応する患者をモニタリングすることは，意識レベルの確認や，薬剤投与において生じる気道・呼吸・循環などにかかわる有害事象，特に心血管代償不全や低酸素脳症などを生じる前に介入し，予防することにつながる．

会話のできることは気道開通には問題がないことを意味する．一方で，全身麻酔の状態により近い，深い鎮静レベルでは気道や呼吸・循環動態の破綻を生じる可能性があるなど注意が必要であり，中等度以上の鎮静を行う場合も深い鎮静へ移行する場合もあり，意識レベルのモニタリングは大変重要な意味をもつ．具体的には鎮静や鎮痛の評価を，スケールなどを用いてモニタリングを行う．

Bispectral Index（BIS）モニタリングは大脳皮質の電気生理学的活動を見ることができるため，全身麻酔において推奨されるモニタリングとなっている．鎮静薬との相関があり，術中覚醒や薬剤の過剰投与などを見ることができる．しかし体動がある場合には筋電図の影響を受けるなど，中等度・深鎮静での有用性についてのエビデンスはない．

● 気道・呼吸のモニタリング

中等度以上の鎮静・鎮痛において，呼吸抑制や気道閉塞などへの介入の可能性があるためモニタリングを行うことは合併症軽減につながることが強く推奨されている．視診・触診・聴診など五感を用いたフィジカルアセスメントは大変重要なモニタリングになりうる．

またパルスオキシメトリーは心停止や低酸素脳症などの有害事象を引き起こす低酸素血症を早期より効果的に検出するのに有用である．数値化されること，また音程を認識することで鎮静チームにかかわるメンバーの共通のモニタリングになりうるため大変有用である．パルスオキシメーターは末梢循環が悪い時，感度が低い場合や体動時，マニキュア装着時などでは正確な数値が出ない場合があり，数値のみでなく波形の確認を行う必要がある．また，パルスオキシメトリーは酸素化の指標であり換気機能の監視ではないことは十分理解しておかなくてはならない．そういった意味でフィジカルアセスメントは非常に有用であり，中等度以上の鎮静・鎮痛を行ううえで専任者を置き呼吸監視にあたることはきわめて重要である．

カプノメトリーは呼気二酸化炭素を検知することで換気が行われているか判断するには大変有効な手段である（図）．ASAは中等度以上の鎮静を行う際には，できる限り換気が適正に行えているかどうかを呼気二酸化炭素の継続した監視

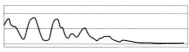

A) 鎮静中におけるカプノメーターの装着
B) 正常な気道における $EtCO_2$ の波形
C) 気道閉塞の1パターン

図 ● カプノメーターの使用　自発呼吸におけるカプノグラフの波形

表 ● 中等度鎮静以上の処置において必要なモニタリング

- 血圧（非観血的測定）
- 心拍数
- パルスオキシメーター
- 心電図（四肢誘導）
- カプノメーター
- 体温

により評価するとし，カプノメーターの使用を推奨している．非挿管時にはサイドストリームのカプノメーターのサンプルチューブを患者の鼻腔付近に留置する．挿管時と異なり，自発呼吸の波形であるため正確な台形にはなりにくく呼気終末の二酸化炭素の値もまた正確なものにはならないが，その波形が出ているかどうかを見ることで，換気ができているかどうかの判断を行うことができる．チューブの位置のずれや，サンプルチューブの閉塞には注意が必要である．

● **循環動態に関するモニタリング**

　薬剤を用い鎮静・鎮痛の深度が深くなると，循環動態の変動を生じる場合も出てくる．また薬剤のアナフィラキシーによる副作用や，鎮静行為を受ける患者自身の全身状態や既往にある心血管系の疾患などにより変動をきたす場合もあり，中等度以上の鎮静を行う場合はたとえ短期間の処置であってもモニタリングを行う必要がある．

　十分な臓器血流が保たれているか，心機能が保つことができているのかモニタリングしなくてはならない（表）．

深鎮静や全身麻酔において人工呼吸管理を行う場合には呼気・吸気の酸素・麻酔ガス，二酸化炭素などの濃度や気道内圧・換気量などのモニタリングを行う．

モニタリングを行うものは，正常値を理解し，その範囲のなかに収めることができているか，医療介入が必要な危険な状態かどうか（パニック値）などモニタリングに精通しておかなくてはならない．

Point

- ☑ 中等度以上の鎮静を行う場合は合併症軽減のため意識・呼吸・循環のモニタリングを行うこと．
- ☑ 呼吸のモニタリングには五感を用いたフィジカルアセスメントに加え，カプノメーターによる換気のモニタリングを行う．パルスオキシメトリーは酸素化の指標であることは十分理解しておかなくてはならない．
- ☑ モニタリングを行うにあたり，その正常値やパニック値を理解すること，数値が正しく測定できているかなどピットフォールを理解しておくことが重要である．

〈二階哲朗〉

文献

1) 第5章 患者のモニタリング，機器，輸液．「鎮静法ハンドブック－中等度・深鎮静の安全な管理のために－」（飯島毅彦，上農喜朗/監訳），メディカル・サイエンスインターナショナル，2014
2) American Society of Anesthesiologists Task Force on Sedation and Analgesia by Non-Anesthesiologist：Practice guideline for sedation and analgesia by non-anesthesiologists. Anesthesiology, 96：1004-1017, 2002

第2章 中等度／深鎮静・鎮痛の実際　❷鎮静・鎮痛中のモニタリングと輸液について

 27 輸液の選択と投与量はどうすればよいですか？

Answer

　静脈ラインを確保し輸液を行うことは，鎮静・鎮痛薬を確実に投与すること，循環や呼吸に合併症を生じた場合の緊急薬剤や十分な輸液を行うことなど，その意義は高い．本稿では具体的な輸液ルートの確保，輸液内容やその投与方法について述べる．

◆ 輸液ルート確保の注意

　循環や呼吸の破綻の可能性のある**中等度鎮静以上の処置が必要な場合**には輸液路の確保を行う．適切なサイズ（成人18〜22G）の血管カテーテルの留置を行う．

　鎮静を行う現場では，静脈穿刺ができる器具および物品〔ディスポーザブル手袋，酒精綿，駆血帯，カテーテル，固定テープ，輸液セット（小児，成人用），駆血帯，輸液，シリンジ抑制帯など〕は必ず常備しておく．

　輸液路の確保は薬剤の血管外漏出がないよう確実に行う必要があるが，処置を行うことに支障がないよう，処置を行う場所や体位などに影響がない場所を選択することが第一の基本である．利き腕を避けるなど配慮を行う．持続の鎮静薬投与を行う際には流量の変化がないよう，間欠的血圧測定はルート確保を行った逆の手で行う．関節部付近は屈曲などにより点滴速度が変化するため注意が必要である．

　血管損傷の可能性に加え，静脈に伴走し神経が走行する場合もあり，解剖学的知識を理解し静脈穿刺を行う．静脈穿刺の神経合併症は軽度のものを含めると1/6300と言われ，永く継続する神経損傷の報告もあるため，ルート確保を行う静脈の選択には注意を払わないとならない．基本，点滴ルートを行う際には深い静脈は避けること，またよく選択される橈側皮静脈穿刺時は**橈側神経浅枝が出てくる手関節付近8 cm程度の位置は避けること**が必要である．同じ場所くり返しや，不必要な太いサイズの血管カテーテルの挿入はやめ，鎮静がかかる前に，穿刺時の神経症状がないか確認し実施する必要がある．

◆ 輸液の必要性

　ヒトの体液の60％は水分で構成され，体の機能が保たれる．全水分は細胞

表 ● 国内でよく使用される輸液の組成

輸液名	浸透圧	Na$^+$ (mEq/L)	Cl$^-$ (mEq/L)	K$^+$ (mEq/L)	Ca^{2+} (mEq/L)	グルコース	溶媒 (mEq/L)
乳酸リンゲル	273	130	109	4	3	0	乳酸 28
5%ブドウ糖液	252	0	0	0	0	5%	
生理食塩水	308	154	154	0	0	0	
酢酸リンゲル液	273	130	109	4	3	0	酢酸 28
重炭酸リンゲル液	284	135	113	4	3	0	炭酸水素 25 クエン酸 5
1%糖加リンゲル液	351	140	115	4	3	1%	酢酸 25 クエン酸 6
5%糖加乳酸リンゲル液	550	130	109	4	3	5%	乳酸 28

内・細胞外に分類され，さらに細胞外液は血漿と間質液に分類される．体液の移動は細胞外液，特に血漿浸透圧に変化に大きく左右されるため，Na$^-$，K$^+$，Cl$^-$，血糖，尿素窒素，アルブミンなどの濃度勾配が重要となる．

また Frank-Starling の法則により心臓への静脈灌流量は心拍出量に強く相関するため，**血管内ボリュームの管理**は適切な血圧を維持するためには重要となる．処置を受ける患者は絶飲食や内視鏡処置では下剤の投与などのプレパレーションや，栄養状態・発熱・感染・手術による体液損失などにより血管内ボリュームは変化していく．また使用する鎮静薬は交感神経の緊張をとり血管トーヌスを変化させるなど，血管内ボリュームが少ない患者では容易に血圧低下を引き起こす可能性が高い．血管内脱水を生じている患者において鎮静薬を使用する際には，適切なモニタリング下で，輸液路をしっかり確保し，輸液投与のもと鎮静薬・鎮痛薬を少量から使用するなど滴定治療を行う必要がある．

また患者のもっている心機能によっては輸液負荷により心不全の可能性もでてくる．その場合には尿道カテーテルの留置を行い尿量の把握を行うことが必要となる．患者の全身状態をしっかり把握し輸液内容や輸液投与量を決定していく．

◆ 輸液内容の決定

輸液は晶質液と膠質液，輸血製剤に分類される．国内でよく使用される輸液の組成を**表**に示す．晶質液は水に溶解した Na$^+$・Cl$^-$・K$^+$・Ca^{2+}・Mg^{2+}などの無機イオンおよびグルコース・HCO$_3^-$・乳酸や酢酸などの有機物質からなる．

●晶質液の選択のポイント

　晶質液は血漿の浸透圧の相違により等張性，低張性，高張性に分類される．血漿浸透圧の維持のためにはその浸透圧に近い状況を選択すればよい．一般的には低張性輸液を用いた場合，細胞内へ自由水が移行し，高張性輸液では周囲の細胞外液の浸透圧上昇のため細胞内から外へ水分が移行する可能性がある．そのため0.9%生理食塩水や乳酸，および酢酸リンゲル液が血漿浸透圧に近いため一般的に使用される．大量の生理食塩水は高Cl性アシドーシスとなり注意を要する．乳酸や酢酸は生体内で代謝されHCO_3^-となりアルカリ化作用を示す．侵襲の高い時期には糖の負荷は高血糖の原因となる．また大量の低温の輸液は低体温症の原因となり体温管理には注意する必要がある．重炭酸リンゲル液が最近は代謝性アシドーシスの補正を含め注目されている．

●膠質液の選択のポイント

　膠質液はアルブミンやヒドロキシデンプン，デキストランなど大きな分子からなり，血漿の膠質浸透圧の維持や血管内分画の増加に用いられる．コスト高の問題やアナフィラキシーなどの副作用があり，その適応があるか十分判断する必要がある．中等度以上の鎮静ではリンゲル液を主体とした細胞外液の選択で十分である．

●輸液決定のまとめ

　患者の全身状態（脱水や飢餓状態），術前の検査値（電解質異常，血糖値），行われる処置による体液損失をもとに輸液製剤の選択・投与量を決定する．モニタリング下，滴定治療を行うことが重要である．

Point

- ☑ 中等度以上の鎮静処置が必要な患者では確実に薬剤や輸液が行えるよう，末梢静脈ラインの確保を行う．確保の際には神経損傷などの合併症に留意する．
- ☑ ヒトの身体は多くは水分でなりたっていることを理解し，適切な血圧を維持するため血管内ボリュームを維持できるよう輸液管理を行う．処置や検査前の絶飲食，患者の栄養状態や発熱・感染など全身状態により患者は容易に血管内脱水となり，鎮静処置により血圧低下を認めやすい．
- ☑ 輸液量の決定は等張性の晶質液を使用することを原則に，連続したモニタリングのもと投与量を決定する．

〈二階哲朗〉

文献
1) 岡元和文：病態ごとの輸液管理―その常識は正しいか？ 救急・集中治療，27：685，2015
2) 第5章 患者のモニタリング，機器，輸液．「鎮静法ハンドブック－中等度・深鎮静の安全な管理のために－」（飯島毅彦，上農喜朗/監訳），メディカル・サイエンスインターナショナル，2014

第2章 中等度／深鎮静・鎮痛の実際　❸鎮静・鎮痛後の回復室管理について

Q28 回復室とはどのようなもので，設備には何が必要ですか？

Answer

処置に使用した鎮静薬は，処置終了後すぐには代謝されない．つまり処置終了後，ある一定の時間が経たないと鎮静薬使用による意識消失や呼吸抑制・循環抑制などの合併症の危険性はなくならない．処置終了後，合併症の危険性がなくなり退室できる状態になるまで患者を監視する収容施設を**回復室**という[1]．

◆ 必要な設備・器具・薬剤

呼吸抑制や循環抑制を管理するために心電図や血圧，経皮的動脈血酸素飽和度（SpO_2）をモニタリングできるモニターが必要である．また近年では，呼気ガスの二酸化炭素分圧を測定できるカプノグラムをモニタリングすることによって早期の呼吸抑制を発見できるため，回復室には必須のモニタリングになりつつある[2]．

また，介入が必要な重篤な呼吸抑制や循環抑制が発生したときに対応できる器具や薬剤が必要である．酸素や喀痰吸引器具，経口・経鼻エアウェイ，気管

表1 ● 回復室に必要な気道管理器具

酸素，吸引器具，吸引カテーテル，ヤンカー吸引
フェイスマスク（小児，幼児用含む），潤滑剤
バッグバルブマスク，経口or経鼻エアウェイ
高度な気道管理器具（気管挿管スキルを持つ場合）
ラリンゲルマスク（小児用も含む）
喉頭鏡，喉頭鏡ブレード（小児用を含む）
気管チューブ（成人用，小児用ともに），スタイレット

表2 ● 回復室に必要な薬剤

1. 循環作動薬	・アドレナリン，エフェドリン，ニトログリセリン，ニカルジピン
2. 鎮静薬	・ミダゾラム，ジアゼパム
3. 拮抗薬	・ナロキソン，フルマゼニル
4. その他	・抗不整脈：リドカイン，アミオダロン ・ステロイド：デキサメサゾン，メチルプレドニン，ハイドロコルチゾン ・グルコース，ジフェンヒドラミン

挿管器具や声門上器具などの気道管理器具（表1）やアドレナリンやエフェドリンなどの循環作動薬が必要である．その他，鎮静薬や鎮静薬の拮抗薬も準備しておく必要がある（表2）．

◆ 鎮静に精通した医療従事者が必要

回復室には鎮静管理に精通した医療従事者を配置しなければならない．具体的には意識や呼吸・循環の評価を正確に行い，万が一介入が必要な状況に陥ったときに，適切に介入できる技術を行うことができ，さらに薬剤の知識も習得している医療従事者が配置されていなければいけない．米国心臓協会（AHA）のBLSやACLSを受講した医療従事者が好ましいと考える．

Point

- ☑ 回復室とは，処置終了後，合併症の危険性がなくなり，退室できる状態になるまで患者を監視する収容施設のことである．
- ☑ 回復室には，呼吸抑制や循環抑制を管理するモニターと，重篤な呼吸抑制や循環抑制が発生したときに対応するための緊急気道確保器と循環作動薬が必要である．
- ☑ 回復室には，鎮静に精通した医療従事者が配置される必要がある．

〈上嶋浩順〉

文献

1) American Society of Anesthesiologists Task Force on Sedation and Analgesia by Non-Anesthesiologists：Practice guidelines for sedation and analgesia by non-anesthesiologists. Anesthesiology, 96：1004-1017, 2002
2) St John RE：End-tidal carbon dioxide monitoring. Crit Care Nurse, 23：83-88, 2003

第2章 中等度／深鎮静・鎮痛の実際　3鎮静・鎮痛後の回復室管理について

Q29 回復室でのモニタリングの目的と種類は何ですか？

Answer

　鎮静薬を使用すると意識消失や呼吸抑制，循環抑制などの合併症の危険性が起こる．合併症が重篤にならないために回復室でモニタリングを行い，早期発見・早期対応を行う．一般的に装着するモニタリングとして心電図，脈拍，血圧と経皮的動脈血酸素飽和度（SpO_2）がある．循環抑制に関して以上のモニタリングで早期に発見できるが，呼吸抑制はSpO_2が減少してから対応しても処置が遅れる場合がある．そのため，即時に呼気ガスの二酸化炭素分圧を測定できるカプノメーターを装着することによって早期に呼吸抑制を発見することができる[1]．筆者はカプノメーターの装着を強く推奨する（図）．

　そして最も重要なモニタリングは，口頭指令による確認を含めた回復室に配置されている医療従事者による**身体診察**である．口頭指令による意識状態の確認だけではなく，反応低下による呼吸抑制の発見や評価者の診察による異常呼吸パターンの発見，意識レベルの低下による循環抑制の発見など，口頭指令による確認を含めた評価者による身体診察は最も簡便で情報量が多いモニタリングである．

Point

- ☑ 呼吸停止や心停止など重篤な合併症を早期に予防するためにモニタリングを行う．
- ☑ 心電図，血圧，脈拍やカプノグラムのモニタリングだけではなく，回復室による配置されている評価者の身体所見が最も重要である．

〈上嶋浩順〉

文献
1) St John RE：End-tidal carbon dioxide monitoring. Crit Care Nurse, 23：83-88, 2003

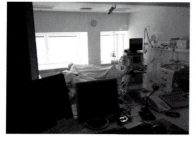

図 ● 回復室のシミュレーション室
デンマーク最大のシミュレーションセンター「herlev hospital」の回復室．一般的なモニタリングと緊急気道管理器具が装備されている

第2章 中等度／深鎮静・鎮痛の実際　3 鎮静・鎮痛後の回復室管理について

Q30 退室基準はどのようなものがありますか？

Answer

　患者が鎮静を行う前の状態に戻り，意識消失や呼吸抑制，循環抑制などの鎮静薬による合併症の危険性がなくなり，回復室から退室してもよいと許可をする基準が退室基準である．

　一般的に使用されているのは，1970年に発表された**Aldreteスコアリング法**がある[1]．患者の5つのパラメータ（活動性，呼吸，酸素化，循環，意識）をスコア化したものである．筆者は表のように改変したものを使用し，鎮静終了後から5分間隔でスコアをつけている．鎮静終了後10分以降で8点以上あれば退室を許可している．7点以下の場合は，医師の再評価を受ける．退室基準がクリアするまでくり返し評価を行う．評価者は，患者監視記録を記載し，退室時に引き継ぎを行う．もちろん施設特有の事情も存在するために，この評価方法はあくまでも参考にしてほしい．

　大事なことは，**退室基準の統一ルールを病院内で作成することである**．

　また評価者は，鎮静中の記録をしっかり確認する．終了時に拮抗薬を投与されている場合は，筆者は拮抗薬投与後の再鎮静の危険性を考慮して，拮抗薬投

表　Aldreteスコアリング法を改変した退室基準

①呼吸	・SpO_2 がRoom Airで95％以上	2点
	酸素使用で95％以上	1点
	酸素使用で95％以下	0点
	・深呼吸，喀痰できる	2点
	・呼吸困難または浅呼吸	1点
	・無呼吸	0点
②循環	収縮期血圧が90～160 mmHg	2点
	80～90 mmHg，160～180 mmHg	1点
	80 mmHg以下，180 mmHg以上	0点
③意識	・全覚醒（舌だし，握手，会話ができる）	2点
	・呼びかけで目を覚ます	1点
	・応答しない	0点
④活動	・自発的または声かけで四肢を動かせる	2点
	・自発的または声かけで二肢を動かせる	1点
	・二肢が動かせない	0点

文献1を参考に作成

与後2時間は監視を行うことを勧める．

　また退室基準ではないが，**退室後帰宅する患者**に対しては以下の事項を説明し，少なくとも12時間は厳守するように指示する．

- 自動車を運転しない
- アルコール飲料を飲まない
- 重要な決定を行わない
- 集中する仕事を行わない

　その他，何か異常が生じた場合の連絡先（施設名や電話番号）を伝えておく．

Point

- ☑ 鎮静薬による合併症の危険性がなくなり，回復室から退室してもよいと許可をする基準が退室基準である．
- ☑ 一般的にAldreteスコアリング法を退室基準に使用すれば簡便である．
- ☑ 退室後，退院する患者に対しては退院後の指示を行い，退院後も合併症を起こさないように管理する．

〈上嶋浩順〉

文献

1) Aldrete JA & Kroulik D：A postanesthetic recovery score. Anesth Analg, 49：924-934, 1970

Q31 鎮静・鎮痛担当者の資格認定とその要件は何ですか？

　米国麻酔科学会の**「非麻酔科医による鎮静/鎮痛に関する診療ガイドライン」****(ASA-SED)** は，施療を通して患者をモニターするための専従の鎮静担当者を配置するべきであるとガイドラインのなかで一貫して強調している[1, 2]．しかし，ASA-SEDは通常の鎮静において，鎮静担当者の職種については言及していない．

◆ 鎮静担当者に求められる能力

　鎮静担当者は患者がいったん安定になったら，比較的重要でない中断可能な仕事を手伝ってもよいとされるが，深い鎮静においてはモニタリングをする者は鎮静業務に集中すべきであるとされている．鎮静担当者に求められる能力としては，**鎮静薬と鎮痛薬そして，拮抗薬の薬理学に習熟**することがまずあげられる．そして，緊急時の対応能力としては**BLS**が施行できることが必須であり，**ACLS**が5分以内に施行可能にすべきである．しかし，深い鎮静を行う場合では施療室におけるACLSが施行できる人材が必須であり，担当者自身にACLS施行能力が求められる．これは，深い鎮静がしばしば全身麻酔状態に移行することを考慮した推奨であると考えられる．

◆ 鎮静担当者の資格認定

　本邦の中等度以上の鎮静が施行される臨床状況において，鎮静・鎮痛担当者が不在である場合も多い．「鎮静担当者」という概念自体が認知されていなかった可能性もある．

　しかし，現在**JCI（Joint Commission International）**認定において，鎮静担当者の配置，記録，教育は必須である．JCIの浸透とともに鎮静担当者という概念が徐々に普及している．JCI基準では，鎮静は全身麻酔とほぼ同等のものと考えられており，鎮静の必要性の検討，患者への鎮静方法の説明と同意書取得，鎮静計画の立案，モニタリング，鎮静後評価システム，記録作成が推奨されている．これらのさまざまなタスクを安全に遂行するための鎮静担当者の教育と資格認定を義務付けている．すなわち，医療従事者は何らかの講習受講後に初めて鎮静担当者としての医療業務が遂行できる[3]．

医学シミュレーション学会も鎮静（SED）実践セミナーを定期的に開催しているが，コース受講が即鎮静担当者としての資格認定ではない．各施設で，それぞれの診療科が医療安全管理部と協働して鎮静担当者の教育基準やプログラムを作成することが重要と考えられる．講義により知識提供を行い，テストを行うことで理解を確認するなど「認定」に際しては各病院の実情に即した判断が必要と考えられる．

Point

- ☑ ASA-SEDは鎮静を行う際の専従の鎮静担当者の配置を推奨している．
- ☑ 鎮静担当者はBLS施行可能であることが必要であり，深い鎮静の場合ACLS施行能力が求められる．
- ☑ Joint Commission Internationalでの鎮静担当者の基準は全身麻酔に近い管理を行う必要がある．
- ☑ 各施設の現状に合わせた鎮静担当者認定のための講習会作成が重要と考えられる．

〈駒澤伸泰〉

文献

1) American Society of Anesthesiologists Task Force on Sedation and Analgesia by Non-Anesthesiologists：Practice Guidelines for Sedation and Analgesia by Non-Anesthesiologists. Anesthesiology, 96：1004-1017, 2002
2) 駒澤伸泰，他：非麻酔科医による鎮静/鎮痛に関する診療ガイドライン：非麻酔科医による鎮静/鎮痛に関する米国麻酔科学会作業部会による改訂情報．医療の質・安全学会誌, 7：162-181, 2012
3) 上嶋浩順，他：Joint Commission Internationalに対応する鎮静講義の試み．麻酔, 64：883-887, 2015
4) 野村岳志：JCI（Joint Commission International）基準の鎮静管理．日本臨床麻酔学会誌, 34：275-280, 2014

第2章 中等度／深鎮静・鎮痛の実際　❹鎮静・鎮痛担当者の資格と役割について

Q32 鎮静・鎮痛前，鎮静中，回復期における鎮静・鎮痛担当者の仕事は何ですか？

Answer

前述した通り米国麻酔科学会の「非麻酔科医のための鎮静/鎮痛薬投与に関する診療ガイドライン」(ASA-SED) は，鎮静担当者は患者がいったん安定になったら，比較的重要でない中断可能な仕事をしてもよいとされるが，深い鎮静においては鎮静業務に集中すべきとある．

鎮静担当者の仕事は鎮静の必要性の検討から，鎮静前評価，鎮静計画，鎮静実施，鎮静後評価（回復の確認），記録作成までとなる（**第2章-7**も参照）．

◆ 鎮静前

ASA-SEDは，鎮静を開始する前に術前の**病歴聴取および検査**を綿密に施行することを推奨している．病歴としては，**主要臓器，鎮静の既往，薬物療法，アレルギー**を確認し，**心臓，肺，気道**に焦点を絞った身体検査を行う．また，意識レベルの低下により，嘔吐，誤嚥などのリスクも上昇するために**術前絶飲食**についても確認する．

さらに，鎮静を行う前には，患者に対し鎮静の**利点と副作用**について十分に説明を行い，**同意を得る**ことも鎮静担当者の仕事と言える．

◆ 鎮静中

中等度鎮静から深い鎮静は，呼吸抑制やときには循環抑制までも惹起するために，**全身麻酔時と同様のモニタリングおよび緊急時対応**の準備と訓練が大切である．鎮静におけるモニタリングとしては，パルスオキシメトリー，心電図，血圧計，カプノグラフィーなどの通常の全身麻酔などで使用されるモニタリングが基本である．さらに，患者自身の呼吸努力と意識が保持されているために，「口頭指令に対する反応」や換気に対する視診や聴診も有用である．

ASA-SEDはこれらの鎮静担当者の五感に基づいたモニタリングのみならず，パルスオキシメトリー，血圧と心拍数の5分間隔で測定，著しい心臓血管病患者のための心電図検査を基本として推奨している．そして，患者が担当者から離れたときは呼気二酸化炭素のモニタリングをすべきである．深い鎮静は全身麻酔に通じる状態であるために，すべての患者に呼気二酸化炭素のモニタリング，心電図を考慮すべきである．

◆ 回復期

　ASA-SEDは，術前評価，術中のモニタリング，緊急対応のみならず，**回復期のケアと退室・退院基準の遵守**も強調している．具体的には，退室や退院には何らかのスコアリングや評価を行い，呼吸抑制のリスクがなくなるまで看視を続けるべきである．看視を続ける回復室においては，再鎮静や呼吸抑制のリスクもあるために，十分なモニタリング装置や蘇生器具，酸素投与が実行可能とすべきとある．また，専従のスタッフが看視を継続し，バイタルサインなどをモニタリングすることも重要である．

　ASA-SEDは拮抗薬使用症例についても**ナロキソンやフルマゼニル使用後には再鎮静の可能性もあり，2時間は観察すべき**と推奨している．

◆ 記録作成

　鎮静は全身麻酔につながるリスクのある行為であるため，綿密な記録の作成は必須である．複数回の鎮静を行う場合に同様の緊急事態を招くことは医療安全管理上許容されず，患者不安にも直結すると考えられる．

Point

- ☑ 鎮静担当者は鎮静の必要性を検討し，鎮静に関する患者説明・同意書取得を行うべきである．
- ☑ 鎮静担当者は通常のモニタリングだけでなく，意識状態や呼吸状態などの五感を用いたモニタリングも行うべきである．
- ☑ 鎮静担当者は鎮静終了後もスコアリングを用いるなどして，回復評価を行うべきである．
- ☑ 鎮静担当者は医療安全的な観点からも記録作成を行うべきである．

〈駒澤伸泰〉

文献
1) American Society of Anesthesiologists Task Force on Sedation and Analgesia by Non-Anesthesiologists：Practice Guidelines for Sedation and Analgesia by Non-Anesthesiologists. Anesthesiology, 96：1004-1017, 2002
2) 駒澤伸泰，他：非麻酔科医による鎮静/鎮痛に関する診療ガイドライン：非麻酔科医による鎮静/鎮痛に関する米国麻酔科学会作業部会による改訂情報．医療の質・安全学会誌，7：162-181, 2012

Q33 高齢者の鎮静の注意点はなんですか？

Answer

鎮静でも注意すべきポイントは「**ABCDEが相互に肝腎**」である（表）．**高齢者ではすべての機能の低下と薬物代謝の遷延**により，容易に危機的状況に陥る可能性がある．

◆ 高齢者は増加している

WHO（世界保健機関：World Health Organization）は，65歳以上を高齢者と定義している．厚生労働省は65〜74歳までを前期高齢者，75歳以上を後期高齢者とし，日本の高齢者の割合は20％で世界でも最も高い．高齢者の割合は今後も増加し，総務省統計局によると2015年には25％を超えると見込まれている[1]．

表 ●「ABCDEが相互に肝腎」

	鎮静前・中・後	高齢者での注意点	注意を要するその他の病態
A：Airway（気道）	常に観察と評価を怠らないこと	誤嚥のリスク	肥満，小児
B：Breathing（呼吸）		呼吸抑制時の代償能力低下	呼吸器疾患合併，肥満
C：Circulation（循環）		反応遅延，代償能力低下	循環器疾患合併
D：Dysfunction of central nervous system（中枢神経障害）		中枢神経抑制薬に対する感受性の上昇 譫妄，錯乱の頻度増加	
E：Environment（環境）	環境整備は必須 場所，モニタ，人的パワー	体温調節能低下	
相互に	鎮静薬and/or鎮痛薬	相互作用	特殊な薬物代謝，相互作用
肝		代謝低下，作用時間延長	肝硬変
腎		作用時間の延長	腎不全

◆「鎮静は麻酔に通じる」

軽い鎮静を予定していても追加投与や患者の状態により「深い鎮静」となってしまうことがある．酸素飽和度が低下してから準備をしたのでは時すでに遅く，後手に回ると不可逆的事態になりかねない．**「深い鎮静は全身麻酔と同等」**で[2]，安全な管理のためには病状の把握と観察が重要である．

◆ 高齢者の特徴

● 生理学的特徴[3]
①加齢で全臓器機能が次第に低下する
②個体差が大きい：年齢で一概には決められない⇒施行前の問診（日常生活）が重要

● 薬理学的特徴[3]
①薬理学的反応に影響する変化
　血漿タンパク結合，体組成，薬物代謝，薬力学
②**高齢者は麻酔薬に対する感受性が高い，薬剤の効果が遷延することが多い**
　⇒必要な薬剤の量は少ないことが多い
　⇒タイトレーションは必須
③ミダゾラムは高齢者の排出半減期は約2倍になる

◆ リスクと施行後の転帰に関する因子[3]

以下の項目からリスクを把握し，状況を予測する．

①年齢
手術死亡率や重篤な周術期イベントは加齢で上昇する．しかし，年齢だけで手術，処置を回避する理由とはならない．

②生理学的特徴および合併症の有無と程度
高齢者はすべての臓器機能低下を呈する（表）．病歴，身体診察を詳細に行い，予備能力の評価が必須である．

③予定鎮静か，緊急鎮静か
緊急時は全身状態の評価や絶飲食時間が足りず準備不足となることも多く，リスクが高まる．

④処置の種類，侵襲度
高齢者の手術死亡率が術式によって大きく異なることは知られている．鎮静を要する処置の種類（体位を含む）や侵襲度の評価は必須である．

◆ PDCAサイクル

WHOの「安全な手術のためのガイドライン」(2009)[4]では、「麻酔導入前、手術開始前、終了後」にチームで情報を共有することを提唱している。安全で快適な管理のためにはPDCAサイクルが重要である。

● P：Plan（計画）・術前評価と鎮静計画

①患者状態
- 既往歴、全身状態：特に問題となる臓器の予備能力の評価
- 日常生活の活動性を示す指標：
  - PS（米国麻酔科学会術前状態分類：ASA physical status classification）
  - **MET（代謝当量：metabolic equivalent of activities of daily living）⇒高齢者では必須**。個人差が大きい
- 加齢に伴い合併することが多い疾患については、その存在を「予想」する
- 認知状態を評価して同意取得[5]

②予定される処置の侵襲度、体位
③環境整備：薬剤（鎮静薬and/or鎮痛薬）とモニタ、人的パワー、全体を見渡せる立ち位置を確保[3]
④チームビルディング：手順と役割の確認、危機的事象の予測と対応、器材の準備

● D：Do（実行）：処置行為のDoとDrug（薬剤投与）

①患者入室前にPlanを再チェックし処置の流れを予想する
　ブリーフィング：Plan②〜④について処置中の出来事を「チームシミュレーション」することが望ましい。難しければ「ひとりシミュレーション」で緊急対応をイメージトレーニングする
  - シミュレーション例：本日の鎮静担当となった、『あなた』へ ⇒ 救急カート、酸素ボンベは、部屋のどこにあるか？

②薬剤の反応は個人差が大きい ⇒ タイトレーション：望ましい鎮静が得られるまでゆっくりと滴定投与する

● C：Check（確認）：バイタルサイン、薬剤のルートや投与の確認

①処置の侵襲度、薬剤の効果⇒患者の反応、生体情報を確認、施行記録の記載
特に**呼吸状態**：視診（回数、パターン、努力呼吸の有無、換気量を推測）、聴診[3]

②D⇒C⇒D⇒C⇒…というように、Do（処置行為、薬剤投与）の後は、必ず

Check（確認）を行う

- **A：Assessment（評価）：施行後の評価，管理**
  ①回復室での観察〜移動中，病棟または帰宅後の患者の状態を予測する．高齢者は薬剤の効果が遷延する
  ②特殊事例はチームでデブリーフィング ⇒記録（記憶）に残すことは，管理の質の向上につながる

- ☑ 鎮静でも「ABCDEが相互に肝腎」である．
- ☑ 高齢者ではすべての機能が低下しており容易に危機的状況に陥る．リスクを把握し状況を予測する．
- ☑ PDCAサイクルで「鎮静の計画—実行—確認—評価」を習慣づける．

〈小澤章子〉

文献

1) 厚生労働省ホームページ
2) Society of Anesthesiologists. Practice guidelines for sedation and analgesia by non-anesthesiologists. An updated report by the American Society of Anesthesiologists task force on sedation and analgesia by non-anesthesiologists. Anesthesiology, 96：1004-1017, 2002
3) 「ミラー麻酔科学」（武田純三 監修），メディカル・サイエンス・インターナショナル，東京，2009
4) WHO Guidelines for Safe Surgery：2009：safe surgery saves lives
5) 小原勝敏，春間賢，入澤篤志他：内視鏡診療における鎮静に関するガイドライン．Gastroenterological Endoscopy, 55：3822-3847, 2013

Q34 肥満患者の鎮静の注意点はなんですか？

Answer

施行前に呼吸循環器系障害を適切に評価する．**鎮静による気道確保困難を予測**し，患者観察とモニタリングで施行中および施行後の低酸素血症を回避する．

◆ 日本でも肥満は増加傾向にある

日本において肥満と判定される肥満指数（BMI：body mass index）25 kg/m^{2}以上の割合は，男性28.0%，女性21.6%で，欧米に比べてBMI 30以上の割合は少ないが，BMI 25～29.9の肥満予備群は同程度と言われている[1]．

◆ 肥満と肥満症

健康障害を有する場合，肥満症と診断される[2]．肥満細胞の質的異常は動脈硬化から循環器系異常をきたす．肥満の合併症は老齢化の主な原因とも言われており[3]，全身臓器の機能低下に影響する．

● 肥満患者の留意点
①合併疾患の増加
②合併症のリスク大

◆ 肥満が気道に及ぼす影響

● 気道確保困難の可能性
- 気道閉塞の可能性：上気道の脂肪細胞の量的異常
  睡眠時無呼吸症候群（OSAS：obstructive sleep apnea syndrome）の有無，NPPV（非侵襲的陽圧換気療法：non-invasive positive pressure ventilation）治療の有無の確認が必要
  ⇒気道閉塞は低酸素血症，高二酸化炭素血症をきたす
- マスク換気困難and/or気管挿管困難の可能性が高い
  ⇒気道確保に関する情報収集，予測

● 機能的残気量の低下
仰臥位での横隔膜運動制限（増大した胸郭，胸壁が呼吸エネルギー消費を増やす）（図）[4] ⇒低酸素血症を呈しやすい

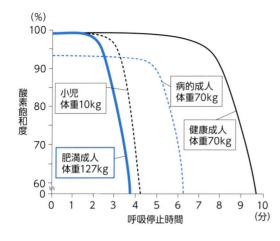

図 ● 呼吸停止後の患者背景による酸素飽和度低下の違い

酸素投与後，呼吸停止させ酸素飽和度の低下をコンピュータソフトで解析した．健康な成人では呼吸停止後も体内に酸素が残存しているため，酸素飽和度は維持され5分間は低下しない．肥満成人では1分，小児では2分程度しか酸素飽和度は維持できず健康成人よりも急激に低下し，低下曲線の傾きが急峻であることに注目．

● 肥満成人や小児で急激に低酸素血症を呈する理由

　　酸素を貯金，呼吸停止を収入停止と例えてみる．健康成人では貯金があるため収入が途絶えても一定の期間は生活可能（5分間は酸素飽和度は低下しない）だが，肥満成人は貯金が少なく（相対的に機能的残気量が少ない），小児はお金を多く使う（酸素消費量が多い）ため，収入（呼吸）停止後は急激に貧困（低酸素）状態となり，再度の収入（酸素）を得られなければ状況は破綻する．

● 誤嚥の可能性

　　肥満患者では，胃液の酸度と量が増加しているという報告がある[3]．「pH 2.5未満で25 mLを超える胃内容」の患者は，平均体重112〜141 kgの群では，平均体重69.2 kgの群に比べて，1.6〜1.8倍多いため，誤嚥を念頭に置き，H_2受容体拮抗薬の事前使用を検討する．

◆ 循環器系に及ぼす影響

● 慢性的な低酸素血症

　　⇒肺高血圧，右室肥大，右室不全の可能性，交感神経系の賦活化

● 心拍出量の増加

　　⇒高血圧，心肥大，左室不全⇒心筋酸素需供バランス悪化＝虚血性心疾患

● 運動量低下による深部静脈血栓と二次的合併症

　　肥満減量手術後，30日以内の周術期死亡の最大の要因は深部静脈血栓による肺塞栓（死亡率1〜2％）と報告されている．

◆ 施行時の注意点

PDCAサイクル（Q33参照）に加えて，以下の特徴がある．
①気道開通に適切した体位をとる
②適切な**モニタ装着〔経皮的酸素飽和度（SpO_2）測定，カプノグラムは必須**，血圧測定のカフの適切なサイズ選択など〕
③気道，呼吸状態の観察と評価：気道確保に必要な器材と人的パワーを確保し，緊急事態を想定
④静脈路の確保困難の可能性
⑤麻薬や鎮静薬の使用を最小限とする⇒局所麻酔，非ステロイド性消炎鎮痛薬（NSAIDs）などを基本とする
⑥薬剤は身長から理想体重を算出して使用する
⑦ミダゾラムは肥満患者では半減期は延長する

◆ 施行後の注意点

①体位：施行後48〜72時間は半坐位や側臥位とする（仰臥位にしない）
②気道の維持と回復を評価
③酸素投与は必須，場合によりNPPV使用を考慮する
④施行後は集中管理ができる場所で，モニタ装着下に呼吸状態を中心に観察する

Point

- ☑ 気道確保困難を予想し，低酸素血症を回避する．酸素飽和度が低下してからでは遅い．
- ☑ 施行中〜後の酸素投与，適正体位，モニタ装着は必須．
- ☑ 麻薬や鎮静薬の使用を最小限とし，理想体重から算出した量でタイトレーションを行う．

〈小澤章子〉

文献

1) 吉池信男：日本人における肥満の疫学．日本医学会，第124回シンポジウム記録集：6－16, 2003
2) 日本肥満学会「肥満症の診断基準と治療ガイドライン」2011
3) 「ミラー麻酔科学」（武田純三 監修），メディカル・サイエンス・インターナショナル，東京，2009
4) Benumof JL, Dagg R, Benumof R. Critical hemoglobin desaturation will occur before return to an unparalyzed state following 1mg/kg intravenous succinylcholine. Anesthesiology 1997;87：979-982

Q35 呼吸器疾患（COPD）をもつ患者の鎮静の注意点はなんですか？

COPD（慢性閉塞性肺疾患：chronic obstructive pulmonary disease）患者の特徴として，呼吸の予備能力が低下し許容範囲が狭く，鎮静薬や鎮痛薬で容易に換気不全や高二酸化炭素血症，低酸素血症に陥る可能性がある．

◆ 病態生理

①残気量の増加
②胸郭過膨張
③吸気容量の減少
⇒病態の基本は，**進行性の炎症と末梢気道の破壊による呼気時の気道閉塞，気道抵抗上昇**

◆ 病型（表1）

表1 ● COPDの病型

	慢性気管支炎	肺気腫
病変の主体	・気管支壁肥厚と粘液産生 　⇒気道抵抗増加 　　呼気流速の低下	・肺組織の破壊 　⇒肺弾性の低下 　　呼気時の気道狭窄や虚脱 ・重度の息切れ
低酸素血症の程度	高度	正常か軽度
高二酸化炭素血症の程度	高度	正常
	肺性心	

文献1より引用

◆ 施行前の病歴聴取での注意点[2]

①呼吸困難：日常生活の活動性と運動可能範囲を具体的に表現し数値化する（表2）
②咳と痰の程度
③最近の呼吸器感染の有無
④喘鳴，気管支拡張薬の使用の有無
⑤喫煙歴

表2 ● Hugh-Jones分類

障害程度	日常動作の障害内容
Ⅰ度（正常）	同年齢の健常者と同様に歩行，階段昇降などの日常活動ができる
Ⅱ度（軽度障害）	平地では同年齢の健常者と同様に歩行可能だが，階段昇降，坂道では息切れする
Ⅲ度（中等度障害）	平地でも健常者並みに歩けないが，自分のペースなら1.6 km以上歩ける
Ⅳ度（高度障害）	休み休みでなければ50 m以上歩けない
Ⅴ度（きわめて高度障害）	会話や衣服着脱などの軽い日常動作も障害されている

文献3より引用

◆ 診察時の注意点[2]

以下の点に注意し呼吸状態を把握する．
①呼吸回数，様式，呼吸補助筋の使用，口すぼめ，チアノーゼ
②体型：胸郭の異常（側彎，ビア樽型など），肥満
③上気道狭窄の有無，フェイスマスクのフィッティング，マスク換気と気管挿管のしやすさ
④肺雑音の種類，程度
⑤処置の内容，部位，侵襲度，予定か緊急か－緊急時の鎮静は，リスクを増加させる

◆ 施行までに行うこと[3]

①禁煙：最低2週間前から
②内科的治療を積極的に施行し，安定した病態で処置を受けることが望ましい．可能な限り吸入療法や呼吸リハビリテーションを行う
③内服薬，吸入薬は原則として手術当日まで継続する

◆ 施行時の注意点

PDCAサイクル（**Q33**参照）に加えて，以下の特徴がある．
①二酸化炭素分圧上昇に伴う換気量の増加が抑制されている－呼吸中枢機能が慢性的な二酸化炭素蓄積に順応しているため
②鎮静薬，鎮痛薬による呼吸抑制が強く現れやすい
　⇒タイトレーション
③適切なモニタ装着〔経皮的酸素飽和度（SpO_2）測定，カプノグラムは必須〕

- ☑ 呼吸器疾患では日常生活の活動性などの臨床評価の方が,スパイロメトリ検査の異常よりも正確である.
- ☑ 事前に十分に呼吸状態を把握し,呼吸療法など病状を安定化させてから鎮静を行うことが望ましい.
- ☑ 呼吸予備能力が低下し,二酸化炭素分圧上昇に伴う換気量の増加が抑制されている.タイトレーションで慎重な鎮静が求められる.

〈小澤章子〉

文献
1)「臨床麻酔学レキシコン」(落合亮一,木山秀哉/監訳),メディカル・サイエンス・インターナショナル,2000
2)「Miller's Anesthesia sixth edition」(武田純三/監修),メディカル・サイエンス・インターナショナル,2009
3)「周術期管理チームテキスト 第2版」(日本麻酔科学会),2011

Q36 循環器疾患をもつ患者の鎮静の注意点はなんですか？

　鎮静薬が少なすぎると交感神経緊張により循環器疾患を増悪させ，多すぎると循環抑制（血圧低下など）を起こす可能性がある．施行前に**合併している循環器疾患と予備能力の評価**を十分に行い，施行中は**循環動態を適正な範囲に保つ**．

◆ 施行前の循環状態の評価[1)]

①問診：現病歴，既往歴―日常生活の運動耐性（NYHA：New York Heart Associationによる心機能の分類，表1），MET（代謝当量：metabolic equivalent of activities of daily living）
②聴診：心音の有無，頸動脈雑音の有無
③検査：血圧，十二誘導心電図，場合により心臓超音波検査

◆ 合併症発生率に関連する因子[2)]

　①最近の心筋梗塞，②重症うっ血性心不全，③重症狭心症，④洞性以外の心調律，⑤心房期外収縮，⑥心室性不整脈（5回/分以上），⑦慢性腎不全，⑧BUNが50 mg/dLより高いあるいはカリウムが3.0 mEq/Lより低い

◆ 注意点

　PDCAサイクル（Q33参照）に加えて，病態ごとに特徴を記す．施行中のモニタ装着〔経皮的酸素飽和度（SpO$_2$）測定，カプノグラム〕に加えて，血圧，

表1 ● NYHA (New York Heart Association) 分類

Ⅰ度	心疾患はあるが身体活動を制限する必要はない．日常生活で疲労・動悸・呼吸困難・狭心症症状などをきたさない
Ⅱ度	心疾患があり，軽度の身体活動制限が必要．安静時には無症状であるが，日常生活で疲労・動悸・呼吸困難・狭心症症状などが起こる
Ⅲ度	心疾患があり，中等度ないし高度の身体活動制限が必要．わずかな日常生活活動でも疲労・動悸・呼吸困難・狭心症症状などが起こる
Ⅳ度	心疾患があり，安静にしていても心不全症状や狭心症症状を呈する．わずかな生活活動でも症状が増悪する

心電図（心拍数測定，ST変化や不整脈の把握）は必須である．

●高血圧患者

①自己調節機能：主要臓器〔脳，心（冠動脈），腎〕では，平均血圧が60〜140 mmHgの範囲では血圧が一定に保たれる（自己調節）機能がある．高血圧患者では，正常血圧より血圧が上昇しても脳血流が増加しないように圧の範囲が高い方にシフトしている（図）．このような患者で鎮静により血圧が低下した場合，脳血流が減少してしまう危険がある．

　⇒施行前：血圧コントロール不良の場合は，できる限りコントロールしてから行う

　　施行中：普段の血圧の20〜30％以内に管理する．血圧は高めに維持する

②降圧薬：

　⇒施行前：降圧薬を継続して血圧の変動を少なくする

　　施行日：当日は，ARB（ACE阻害薬）は内服を中止する

●虚血性心疾患患者

①心筋の酸素需給バランス：多くの因子が関与している（**表2**）．バランスが崩れると心筋虚血に至る可能性が高い．

　⇒施行前：処置の緊急度が低い場合は，心筋梗塞発症後4〜6週間は延期する．

　　施行中：(a) 酸素投与

　　　　　　(b) 処置の侵襲度を把握して鎮静薬や鎮痛薬をタイミングよく使用し，「痛がらせない」＝**心拍数増加，血圧上昇を避ける**

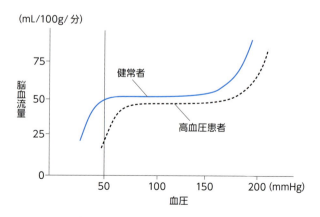

図 ● 脳血流の自己調節能

表2 ● 心筋虚血：心筋酸素需給のアンバランス

酸素供給量低下	酸素消費量増加
冠血流量↓	心拍数↑
心拍数↑	心収縮力（心筋張力）↑
冠灌流圧↓	前負荷↑
冠血管抵抗↑	（静脈還流量↑）
酸素運搬能↓	後負荷↑
酸素飽和度↓	（末梢血管抵抗↑）
Hb濃度↓	
Pao_2↓	

②**抗血小板薬，抗凝固薬の休薬**のメリット，デメリットを評価し休薬を決める．施行後は**再開の指示を忘れないこと**．

● **不整脈を有する患者**

①不整脈の種類を把握する：心室性期外収縮（5回/分以上または多源性），心室頻拍，心房細動，心房粗動，発作性上室性頻拍，房室ブロック，洞不全症候群（徐脈頻脈症候群），脚ブロック，WPW症候群，QT延長症候群，Brugada症候群など

②不整脈以外の循環器系疾患（心筋虚血，高血圧，弁膜症など）の合併を把握する．

- ☑ 循環器疾患を有する場合は，過鎮静，浅鎮静ともに管理が難しいことが多い．
- ☑ 高血圧患者では，施行前の高血圧のコントロールと施行中の血圧低下に注意する．
- ☑ 虚血性心疾患患者では，血行動態（血圧，心拍数）の大きな変動を避ける．
- ☑ 抗血小板薬や抗凝固薬の休薬，再開の指示を忘れないこと．

〈小澤章子〉

文献
1）周術期管理チームテキスト 第2版：日本麻酔科学会，神戸，2011
2）「ミラー麻酔科学」（武田純三 監修），メディカル・サイエンス・インターナショナル，東京，2009

第2章 中等度／深鎮静・鎮痛の実際　5 合併疾患をもつ高リスク患者の鎮静・鎮痛について

Q37 慢性腎不全をもつ患者の鎮静の注意点はなんですか？

Answer

使用した薬剤が遷延し危機的状況をきたす場合がある．薬剤の選択や使用量に注意し，タイトレーションを行い，薬剤投与後の呼吸状態の観察，モニタ装着は必須である．心脳血管系合併症を有する場合も多く，血行動態にも注意が必要を要する．

◆ 慢性腎不全患者の特徴

● 新規透析導入患者は急速に増加傾向，かつ糖尿病性腎症が約50％を占める

60歳以上での透析導入が大多数＋糖尿病の合併が多い
⇒高齢者＋動脈硬化に関連する脳血管，虚血性心疾患，高血圧の合併を念頭に

● 慢性腎不全（維持透析導入）患者の薬理学的特徴[1]

①蛋白結合性が低下：蛋白結合性の高い薬剤は作用が増強する．
②薬剤分布容積は健常者と同じ：初回投与量が少ないと効果を得られない場合がある

◆ 施行前の評価

①一般的身体所見：血圧，心拍数，呼吸状態，体温，精神状態，日常生活の活動性など
②他疾患の合併の有無，病態の把握[2]
　(a) 糖尿病
　(b) 心血管系疾患：虚血性心疾患，不整脈，心不全，高血圧，動脈硬化
　(c) 胸水，心嚢液貯留の有無
　(d) 全身状態を把握する
　(e) 内服薬の把握
③腎機能，人工透析に関すること
　(a) BUN/Cr，Ccr，カリウム値
　(b) 人工透析の体液バランス（透析記録），標準体重（dry weight），除水量，心胸比

(c) 代謝性アシドーシスの程度，電解質異常の有無
(d) 貧血，血小板減少の有無

◆ 施行時の注意点

PDCAサイクル（Q33参照）に加えて，以下の特徴がある．

① 静脈路は，現在の内シャントや将来のシャント作成に影響しない部位を選択する
② シャントの保護：シャント側での血圧測定や側臥位時のシャントの圧迫に注意する
③ 透析のタイミングと除水量の設定
　⇒除水後は循環血液量が減少しており，鎮静後に血圧低下をきたすことがある
④ 長期透析患者では免疫能が低下しており感染に注意する
⑤ **腎排泄性薬剤の投与を控える**
　推奨薬剤：プロポフォール，フェンタニル（ただし大量投与，持続投与は避ける）
⑥ 薬剤分布容積は健常者と同じだが，腎排泄は遷延することがある
　⇒初回投与量が少ないと効果を得られない場合があり，追加投与により体内に遷延することがある
　⇒呼吸状態に注意
⑦ 高カリウム血症に注意する
⑧ タイトレーション：ゆっくりと滴定投与する
⑨ 腎不全患者では，ベンゾジアゼピン系薬剤の投与量は減らす．ペチジンとモルヒネは使用を避ける[3]．フェンタニルは活性代謝物を生じないので使用しやすいが，呼吸抑制に注意し，ゆっくりと滴定投与する

◆ 施行後の注意点

① 施行後はモニタ装着下に呼吸状態を中心に観察する
② シャント音の確認

- 日本の新規透析導入患者の約半数は糖尿病を有しており，心血管系疾患の合併を念頭に置く．
- 腎排泄性薬剤の投与を控える
- 腎排泄が遅延することがある．常に呼吸状態を把握し，危機的状況への対応を念頭におく．

〈小澤章子〉

文献

1) 貝沼関志：慢性腎機能低下の術前評価と麻酔のリスク，よくある術前合併症の評価と麻酔管理（岩崎寛），28-29，文光堂，東京，2002
2) 堀之内節，加藤正人：慢性腎不全により人工透析中の緊急開腹手術の麻酔，よくある術前合併症の評価と麻酔管理（岩崎寛），120-121，文光堂，東京，2002
3) 鮎瀬卓郎訳：高リスク患者の鎮静：合併疾患に対する考慮事項，鎮静法ハンドブック（飯島毅彦，上農喜朗），131-145，メディカル・サイエンス・インターナショナル，東京，2014

第2章 中等度／深鎮静・鎮痛の実際　6 中等度／深鎮静・鎮痛の合併症管理について

Q38 中等度／深鎮静・鎮痛に伴う合併症は何ですか？

中等度／深鎮静・鎮痛に伴う合併症としては，大きく分けると以下4つに分類される．それぞれ詳細については，Q3〜6で述べることにする．

①**呼吸器合併症**：呼吸抑制，気道閉塞，喉頭痙攣，気管支攣縮，誤嚥，陰圧性肺水腫など

②**循環器合併症**：低血圧，高血圧，頻脈，徐脈，不整脈など

③**消化器合併症**：悪心・嘔吐，便秘など

④**その他**：尿閉，せん妄，プロポフォール注入症候群など

- [x] 中等度／深鎮静・鎮痛に伴う合併症としては，大きく分けると以下4つに分類される．①呼吸器合併症，②循環器合併症，③消化器合併症，④その他

〈藤原俊介〉

第2章 中等度／深鎮静・鎮痛の実際　6 中等度／深鎮静・鎮痛の合併症管理について

Q39 合併症に関与する因子は何ですか？

Answer

以下の因子が合併症に関与するが，いずれも**術前評価**をすることにより明らかになることが多い．

◆ 年齢

若年者では気道閉塞や呼吸抑制のリスクが高く，一般的には**鎮静よりも全身麻酔を選択するほうが望ましい**．一方，**高齢者**は中咽頭の筋肉の弛緩が起こり気道閉塞のリスクも高くなっている．また老化によって薬物代謝も変化しており鎮静薬や鎮痛薬の**合併症**が生じやすく，それらの使用量の減量などを考慮する必要がある．

◆ 体重

病的肥満は首が太くて，舌が大きく，気道確保が難しくなることがあり，鎮静中に気道閉塞をきたす可能性がある．また，循環器系の合併症（高血圧など）も認めることが多い．

◆ 絶食時間

全身麻酔と同様に鎮静患者すべてにおいて**絶飲食**が必要である．確実に気道確保ができていない鎮静下で絶飲食が守られていなければ誤嚥のリスクが高まるため，むしろ気管挿管での全身麻酔を選択するほうが安全である．絶食時間に関しては米国麻酔科学会での「術前絶飲食ガイドライン」を参考にしていただきたい（**第2章-7-Q44**参照）．

◆ 気道解剖

解剖学的に以下の所見がある患者は気道確保が困難であったり，気管挿管が困難になる場合があり注意が必要である．
- 短頸
- 頸部進展障害
- 舌骨下顎距離の減少（成人＜3cm）
- 開口障害（成人＜3cm）

- 巨舌
- 下顎後退（小顎）
- 口蓋垂視認不能
- 扁桃肥大

◆ 呼吸器疾患の合併

慢性閉塞性肺疾患（COPD）では二酸化炭素応答が低下しているために，鎮静薬を使用するとさらに低下するので注意を要する．また**喫煙者**は気道分泌物が増加しており，気管支攣縮や喉頭浮腫が起こりやすいので術前からの**禁煙指導**なども必要となる．

◆ 循環器疾患の合併

冠動脈疾患のある患者では鎮静が浅ければ，高血圧，頻脈となり心臓の仕事量が増えてしまう．一方で鎮静が深すぎると低血圧をきたし冠血流量を減らしてしまう．いずれもリスクを伴うことになり，いずれの状態も起こさないように最適な鎮静深度に保つ必要がある．

◆ 肝疾患の合併

肝機能障害があると薬物代謝や排泄が低下するので，鎮静薬，鎮痛薬の排泄が遅れて**覚醒遅延**などを引き起こす可能性がある．

◆ 検査

上部内視鏡検査では術者が患者の口から操作を行うので，鎮静担当者が患者の頭部に近づけなくなる．その際には**気道管理**に注意を払う必要がある．術前評価で高リスクの患者では気管挿管での全身麻酔を選択するほうが安全なこともある．

Point

☑ 合併症に関する因子は年齢，体重，絶食時間，気道解剖，呼吸器疾患，循環器疾患，肝疾患，検査などがあるが，術前評価をすることで見つけ出すことができる．

〈藤原俊介〉

第2章 中等度／深鎮静・鎮痛の実際　6中等度／深鎮静・鎮痛の合併症管理について

Q40 合併症（呼吸器系）に対する対策は何ですか？

Answer

呼吸器系の合併症とその内容について述べる．

◆ 呼吸抑制

最も生じやすい合併症である．鎮静薬の使用で咽頭組織の弛緩が起こり気道閉塞が生じることと，鎮静薬による呼吸ドライブの抑制によって生じる．**高齢者や重症患者では注意が必要である**．

対策としては呼吸抑制が生じた場合は，酸素飽和度が低下していて，気道確保が不確実であるならば早急に手術や検査の操作を中断してもらい，下顎挙上を行い100％酸素投与下でバッグバルブマスク換気を行う必要がある．自発呼吸がある場合は気道確保し，補助換気で対応する．状況を見て，気管挿管や声門上デバイスの使用を考慮する．

◆ 気道閉塞

咽頭組織の弛緩や喉頭痙攣，声門閉鎖，気管支攣縮，分泌物などが原因である．呼吸の際にいびきや，吸気時に胸郭が陥没し腹壁が膨隆し，呼気時にその逆を認める奇異呼吸などがみられる．**肥満や高齢，睡眠時無呼吸などは危険因子となるので術前の評価が大切である**．

対策として，頭部後屈あご先挙上で気道を確保し自発呼吸が再開するか確認し，再開しなければバッグバルブマスク換気を行う．換気が困難であれば口腔内吸引を試みたり，経口・経鼻エアウェイの挿入を考慮する．それでも換気困難であれば気管挿管，声門上デバイスによる確実な気道確保を考えるが，気管挿管も無理であれば，輪状甲状靱帯穿刺などが必要になる場合がある．

◆ 喉頭痙攣

浅麻酔での不用意な経口・経鼻エアウェイの挿入や気道分泌物や頻回の吸引による気道刺激などが原因となり，声門の筋緊張によって生じる．**検査や手術の侵襲に耐えうる鎮静深度を保つことが大切である**．

万が一生じた場合は鎮静深度を深めて，100％酸素を用いた強制陽圧換気を行うことで換気可能となることもあるが，それでも無理なら随意筋の収縮であ

るため筋弛緩薬を用いて，気管挿管などの高度な気道確保を考慮する必要がある．

◆ 気管支攣縮

　気管支平滑筋痙攣性に収縮するもので下気道の閉塞で致死的になりうる．喘息，慢性気管支炎，ヘビースモーカー，アレルギー体質などの既往や術前の気道感染症，ヒスタミン遊離や誤嚥などが誘因となり，気道内の機械的刺激が加わった際に生じうる．喘鳴を認め，呼気の延長を認める（最重症では喘鳴が消失するので注意が必要である）．

◆ 誤嚥

　中等度から深い鎮静では，胃内容物の逆流が生じやすくなり，それらが気道や肺に入ることで生じる．**重篤な症状を残すことがあり早期発見と処置が大切となる**．誤嚥された吐物の大きさによっては気道閉塞をきたす可能性がある．胃酸による化学性肺炎を引き起こし，気道を刺激して肺水腫に移行することもある．症状としては，ラ音や喘鳴の聴取，呼吸困難，頻脈，SpO_2の低下を認める．

　予防策が大切で，術前の絶食を遵守することや，フルストマックや胃内容の存在が疑われる場合は鎮静ではなく，気管挿管を施行した全身麻酔や意識下での局所麻酔で行うなどの対策が必要となる．中等度から深い鎮静では，鎮静薬の効果で誤嚥を防ぐ防御機構が減弱する可能性があり，オピオイド鎮痛薬の使用で副作用として消化器系合併症で述べる悪心・嘔吐が生じやすくなるため，モニタリングが重要である．

　その他，過度の胸腔内陰圧の持続（急性の上気道閉塞の際に呼吸努力をした結果として生じる）によって肺水腫を生じることがある（**陰圧性肺水腫**）．

Point

- ☑ 中等度／深鎮静・鎮痛に伴う呼吸器合併症は呼吸抑制が最も多い．
- ☑ 中等度／深鎮静・鎮痛の際には術前検査により気道系の評価を怠らず，酸素，気道確保器具をすぐに使用できる環境にしておくことが大切．

〈藤原俊介〉

第2章 中等度／深鎮静・鎮痛の実際　6 中等度／深鎮静・鎮痛の合併症管理について

Q41 合併症（循環器系）に対する対策は何ですか？

Answer

循環器系の合併症とその内容について述べる．

◆ 低血圧

鎮静薬の多くは収縮期血圧を下げることが多い．鎮静薬の効果として末梢血管抵抗の低下をきたし，心機能の抑制をもたらすために生じると考えられる．その他，術前からの脱水やアナフィラキシーなどでも生じる可能性があるので，低血圧を認めた場合は前述のことを踏まえ**原因検索**を行う必要性がある．鎮静薬，鎮痛薬投与による低血圧が最も多いが，鎮静薬の滴定投与により防ぐことは可能である．基本は輸液負荷や昇圧薬で対応する．

◆ 高血圧

鎮静や鎮痛効果が乏しい際に起こることが多い．これは患者がストレスや痛みを感じることによって自律神経系の反応としてカテコラミンが放出され，その結果として高血圧を生じる．また術野の出血量を少なくする目的でアドレナリン添加の局所麻酔薬をする際に，血管内に吸収されると高血圧を生じることがあるので，バイタルの変動には注意をする必要がある．高血圧の治療にはニカルジピンやβ遮断薬などを使用して対応する．

◆ 頻脈

先に述べた高血圧によって生じることがあるので，鎮静，鎮痛の深度が浅くなっている可能性がある．また，低換気による低酸素状態でも頻脈を認めることがありうる．他にも，アナフィラキシーショックでも血管拡張による低血圧の結果，反射的に頻脈を認めるため，いずれにしても患者の状態をしっかりと評価する必要がある．

◆ 徐脈

鎮静薬，鎮痛薬などの薬剤投与による交感神経抑制によるものが多いが，ときに術操作などによる迷走神経反射などによって生じることもある．いずれもアトロピン硫酸塩などの投与を考慮したり，術操作によるものが原因であれば

血行動態が改善するまで操作を中止してもらう.

その他,**不整脈**などを認めることがある.

- ☑ 中等度／深鎮静・鎮痛に伴う循環器合併症は鎮静・鎮痛の深度によって生じることが多いので常にモニタリングが重要である

〈藤原俊介〉

第2章 中等度／深鎮静・鎮痛の実際　6中等度／深鎮静・鎮痛の合併症管理について

Q42 合併症（消化器系）に対する対策は何ですか？

Answer

◆悪心・嘔吐

術中，術後の悪心・嘔吐は全身麻酔ほどではないが生じる可能性がある．**オピオイド鎮痛薬**を使用した際に生じやすくなると思われ注意が必要である．また，術後嘔吐の引き起こしやすい因子として，**若年者や女性，術後嘔吐の既往**などがあれば，リスクは高くなるので，制吐薬の予防投与などの対策が必要となることもある．

その他，オピオイド使用による**便秘**は頻度が少ないが可能性はあると思われる．

Point

- ☑ 中等度／深鎮静・鎮痛に伴う．悪心・嘔吐はオピオイドの使用により生じる可能性がある．
- ☑ 若年者や女性，術後嘔吐の既往があれば，術後嘔吐を引き起こしやすいという認識が必要である．

〈藤原俊介〉

Q43 合併症（その他）に対する対策は何ですか？

◆ 尿閉

オピオイドの副作用として生じることがあり，処置中ならびに処置後に導尿などが必要になることがある．

◆ せん妄

せん妄とは軽度や中等度の意識障害の際に幻覚，錯覚などの異常な行動を呈する状態をいう．手術や検査のストレス，痛み，オピオイドや複数の鎮静薬の使用，発熱，低酸素状態などが原因とされ，それらの原因を除去することで症状軽減することが多いので，**原因検索が重要**である．それらの原因を除去しても改善しないときは，ハロペリドール，ドロペリドールやクロルプロマジンなどを使用することも考慮するが，原因の検索と除去をまず考えることが大切である．

◆ プロポフォール注入症候群

プロポフォールによる鎮静後に乳酸アシドーシスを発症し，治療抵抗性の徐脈の発現と不全収縮（心静止）に至る症例の報告がみられており，プロポフォール注入症候群（propofol infusion syndrome：PRIS）と言われている．

臨床症状としては代謝性アシドーシス，横紋筋融解，高カリウム血症，急性心不全を伴う心筋症などがある．当初小児で報告されたが，その後成人例も報告されている．これまでの研究からミトコンドリアの障害により遊離脂肪酸代謝不全をきたして発症すると考えられている．

発症の要因として大量のプロポフォールの長期間使用，重度の頭部外傷，若年者，多量の薬物投与，気道感染，糖質の摂取不足などであり，4 mg/kg/時間を48時間以上投与することは避けるべきであり，他の薬物を併用してプロポフォールの量を減らす工夫が必要となる．

- ☑ せん妄には原因検索をして除去することで改善をすることが多い．
- ☑ プロポフォールを長時間，大量使用する際にはPRISのリスクも考慮する必要がある．

〈藤原俊介〉

文献

1) 駒澤伸泰，他：非麻酔科医による鎮静/鎮痛に関する診療ガイドライン：非麻酔科医による鎮静/鎮痛に関する米国麻酔科学会作業部会による改訂情報．医療の質・安全学会誌，7：162-181，2012
2) 藤原俊介：術中・術後における呼吸器合併症．「Minor Textbook 麻酔科学 第11版」（兵頭正義，南利明/編），pp129-145，金芳堂，2006
3) 澤井俊幸：循環器合併症．「Minor Textbook 麻酔科学 第11版」（兵頭正義，南利明/編），pp183-191，金芳堂，2006
4) Liu H, et al：Management of complication of moderate and deep sedation. In：「Moderate and Deep Sedation in Clinical Practice」(Urman RD, Kaye AD, ed), pp135-149, Cambridge University Press, 2012
5) Ⅲ．静脈麻酔薬．プロポフォール．「麻酔薬および麻酔関連薬使用ガイドライン第3版」（日本麻酔科学会/編），pp94-96，日本麻酔科学会，2015

第2章 中等度／深鎮静・鎮痛の実際　7 鎮静・鎮痛の実際

Q44 鎮静・鎮痛前評価の具体例はどのようなものですか？

Answer

> 症例提示：68歳男性，165 cm，90 kg．大腸癌に対し，下部消化管内視鏡下にポリープ切除術が施行された．既往として高血圧と睡眠時無呼吸症候群が指摘されていた．予定時間は1時間程度である．あなたは鎮静担当者として鎮静前評価を行うこととなった．

①まず，**鎮静の必要性**を主治医と再検討したところ，睡眠時無呼吸症候群が指摘されているが，1時間の処置に鎮静・鎮痛なしでは耐えられないと判断し，鎮静を行うこととした．

②**術前評価**として，主治医は通常の採血検査・心電図を行っていた．採血は高脂血症を認めるのみで大きな異常はなく，心電図も洞調律であった．

③術前に患者を訪問し，**身体診察**を行った．やや舌肥大あるものの，下顎の後退はなく，マスク換気は可能と考えられた．開口は4横指で不安定な歯牙はなかった．問診では，日常生活動作に問題はなく，NYHAもIであった．家人によると夜間に呼吸停止をしばしば見受けるとのことであったが，睡眠時無呼吸症候群の治療は行っていなかった．

④**患者に鎮静方法について説明**した．患者は不安の除去だけでなく痛みの除去も強く希望した．鎮静薬・鎮痛薬の相乗作用と呼吸抑制のリスクについて説明し，適量ずつ投与していくことを説明し書面による同意を得た．

⑤上記の情報を**鎮静前評価としてカルテに記載**した．

⑥当日の指示として，**2時間前までの清澄水の摂取**を指示した．飲食は内視鏡検査のため前日より中止であった．

◆ ASA-SEDにおける鎮静前評価の重要点

　ASA-SEDは鎮静を開始する前に**術前の病歴聴取および検査**を綿密に施行することを推奨している．病歴としては，**鎮静の既往，薬物療法，アレルギー**を確認し，**主要臓器，心臓，肺，気道**に焦点を絞った身体検査を行う．

　鎮静・鎮痛の**呼吸抑制**が発生すれば気管挿管の有無にかかわらず，**陽圧換気**が必要となる可能性がある．非典型的な気道解剖を有する患者では，より気道管理の難易度が上昇する可能性がある．さらに，気道の異常は自発呼吸中にお

表 ● 米国麻酔科学会による術前絶飲食ガイドラインのまとめ

摂取物	最小絶飲食期間
清澄水	2時間
母乳	4時間
調整粉乳	6時間
人工乳	6時間
軽食	6時間

文献1をもとに作成

ける気道閉塞の可能性を上昇させる．気道系の診察に関して綿密な気道管理困難因子の診察を提示している．

また，意識レベルの低下により，嘔吐，誤嚥などのリスクも上昇するため，**術前絶飲食**についても記載されている．待機的な処置における術前絶飲食に関しては全身麻酔と同じく，ASAの「術前絶飲食ガイドライン」を採用している（表）．

さらに，鎮静を行う前には，患者に対し鎮静の利点と副作用について十分に説明を行い，同意を得るべきであるとしている．

- ☑ 鎮静前評価では気道・呼吸系統を重視する．
- ☑ 睡眠時無呼吸症候群は鎮静薬による呼吸停止の大きなリスクである．
- ☑ 鎮静に関する患者への説明と同意は書面を用いて行う．
- ☑ 術前絶飲食指示は術前絶飲食ガイドラインに基づいて行う．

〈駒澤伸泰〉

文献

1) American Society of Anesthesiologists Task Force on Sedation and Analgesia by Non-Anesthesiologists：Practice Guidelines for Sedation and Analgesia by Non-Anesthesiologists. Anesthesiology, 96：1004-1017, 2002
2) 駒澤伸泰，他：非麻酔科医による鎮静/鎮痛に関する診療ガイドライン：非麻酔科医による鎮静/鎮痛に関する米国麻酔科学会作業部会による改訂情報．医療の質・安全学会誌, 7：162-181, 2012

第2章 中等度／深鎮静・鎮痛の実際　7 鎮静・鎮痛の実際

Q45 鎮静・鎮痛前計画の具体例はどのようなものですか？

Answer

> **Q44の症例提示のつづき**：患者の術前評価を行い，睡眠時無呼吸症候群による呼吸抑制をリスクと判断した．書面による同意を得て，絶飲食時間も確認した．現在，鎮静計画を練る段階である（図1）．

①必要な鎮静深度は中等度鎮静と考えられたが，睡眠時無呼吸症候群が指摘されているため，**呼吸状態のモニタリング**として，SpO_2だけでなくカプノグラフィーも用いることにした．
②その他モニタリングとして**心電図と血圧をモニター**することにした．
③中等度鎮静であるが，深い鎮静に陥る可能性を考慮し，**専従の鎮静担当者はACLS可能な者**とした．
④急変時に備え，緊急カートを点検し，バッグバルブマスク，経口エアウェイ・経鼻エアウェイなどが各サイズそろっているかを確認した．
⑤鎮静薬と鎮痛薬の相乗作用を考慮して，まずミダゾラムを少量ずつ間隔を空

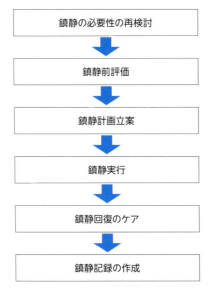

図1 ● 安全な鎮静のためのフローチャート

けて投与し，痛みを訴えればペンタゾシンを追加投与することとした．
⑥鎮静施行前に内視鏡室スタッフにも「タイムアウト」として情報共有を行った．

◆ ASA-SED における鎮静前計画の重要点

　鎮静計画は安全な鎮静の遂行において，鎮静前評価を受けて行うべき必須の作業である．

　中等度鎮静から深い鎮静は，呼吸抑制やときには循環抑制までも惹起するために，全身麻酔時と同様のモニタリングおよび緊急時対応の準備と訓練が大切である（図2）．

　鎮静におけるモニタリングとしては，パルスオキシメトリー，心電図，血圧計，カプノグラフィーなどの通常の全身麻酔などで使用されるモニタリングが基本である．さらに，患者自身の呼吸努力と意識が保持されているために，「口頭指令に対する反応」や換気に対する視診や聴診も有用である．

　ASA-SED はこれらの鎮静担当者の五感に基づいたモニタリングのみならず，パルスオキシメトリー，血圧と心拍数の5分間隔で測定，著しい心臓血管病患者のための心電図検査を基本として推奨している．そして，患者が担当者から離れたときは呼気二酸化炭素のモニタリングをすべきである．深い鎮静は全身麻酔に通じる状態であるために，すべての患者に呼気二酸化炭素のモニタリング，心電図を考慮すべきである．

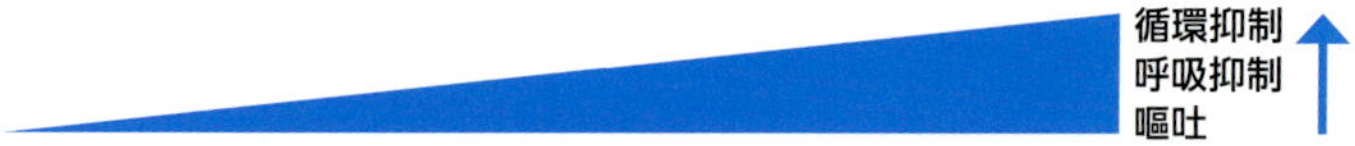

	軽い鎮静	中等度鎮静	深い鎮静	全身麻酔
反応性	呼名で正常反応	言葉での刺激に対し意図のある動き	連続刺激や疼痛刺激で意図のある動き	疼痛刺激を受けても覚醒しない
気道	無影響	介入必要なし	介入が必要な可能性	しばしば介入必要
自発呼吸	無影響	十分である	不十分な可能性	しばしば不十分
循環	無影響	通常保持される	通常保持される	破綻する可能性あり

（循環抑制／呼吸抑制／嘔吐　→増加）

図2　鎮静の連続性と合併症

- ☑ 鎮静計画立案のためには綿密な鎮静前評価が前提となる．
- ☑ 鎮静担当者を設定しスタッフ全体に情報共有を行う．
- ☑ 鎮静担当者は鎮静の全身麻酔への連続性を常に想定すべきである．
- ☑ 呼吸抑制の可能性が高い場合，カプノグラフィーを積極的に使用する．

〈駒澤伸泰〉

文献

1) American Society of Anesthesiologists Task Force on Sedation and Analgesia by Non-Anesthesiologists：Practice Guidelines for Sedation and Analgesia by Non-Anesthesiologists. Anesthesiology, 96：1004-1017, 2002
2) 駒澤伸泰，他：非麻酔科医による鎮静/鎮痛に関する診療ガイドライン：非麻酔科医による鎮静/鎮痛に関する米国麻酔科学会作業部会による改訂情報．医療の質・安全学会誌, 7：162-181, 2012

Q46 鎮静・鎮痛実施中の具体例はどのようなものですか？

Q45の症例提示のつづき：必要な鎮静深度は中等度鎮静と考えられたが、睡眠時無呼吸症候群が指摘されているため、呼吸状態のモニタリングとして、SpO_2だけでなくカプノグラフィーも用いることにした．急変時に備え，緊急カートを点検し，バッグバルブマスク，経口エアウェイ・経鼻エアウェイなどが各サイズそろっているかを確認した．患者にモニタリングを装着し，鎮静前のタイムアウトも行われた．

① モニタリング装着後，患者に「大丈夫ですからね」と声かけを行い，ミダゾラム5 mgを投与した．投与5分後に特に意識レベルも不変のため，さらに3 mgを追加した．この時点で患者は意識消失したが，呼吸数は12回/分であり，軽度のいびきを示すのみであった．SpO_2が96→93％へ低下したが，酸素マスクを経鼻カニューレで2L/分で行ったところ回復した．

② 内視鏡処置が開始されたところ，患者は顔をしかめた．声をかけたところ，反応がないために痛みによるものと判断しペンタゾシン15 mgを投与した．投与10分で苦悶表情はなくなったため内視鏡処置は継続可能であった．

③ 内視鏡処置終了後に，SpO_2の93％への低下と呼吸数6回/分への低下がみられた．処置による侵襲がなくなったことによる相対的な過剰鎮静と考え，下顎挙上およびフルマゼニル0.5 mgの投与を行った．投与後直ちに患者は意識回復した．

④ 患者の状態が異常ないことを確認し，回復室へ移送した．処置終了後の呼吸抑制についても報告し拮抗薬使用のため注意が必要と伝達した．

◆ 鎮静実施中のASA-SEDの注意点

ASA-SEDは特定の薬剤について投与量や投与間隔を推奨しておらず，投与方法の原則を提示している．まず，鎮静薬と鎮痛薬の作用の違いについて明確に認識することを推奨している．すなわち，**「不安を減少させ，眠気を促すための」鎮静薬**と**「痛みを緩和するための」鎮痛薬**の使い分けの協調である．

薬剤の投与方法としては，**①静脈路を基本として，②作用発現時間を考慮し，十分に間隔を置いて用量を漸増することと，③相互作用から鎮静薬と鎮痛薬を**

両方用いた場合，適宜用量を削減すること，を推奨している．また，プロポフォールやバルビツレートなどの麻酔薬を使用する場合は，目標とする鎮静度にかかわらず深い鎮静のモニタリングと対処をすべきとある．さらに，オピオイドやベンゾジアゼピンを投与するとき，即時にナロキソンとフルマゼニルが利用可能とすべきである．

> **Point**
> - ☑ 鎮静実行時は情報共有が大切である．
> - ☑ 鎮静評価は鎮痛が必要か鎮静が必要かを見極める必要がある．
> - ☑ 薬剤投与は作用発現時間を考慮し十分に間隔を空けるべきである．
> - ☑ 鎮静薬と鎮痛薬の相乗効果に注意すべきである．

〈駒澤伸泰〉

文献
1) American Society of Anesthesiologists Task Force on Sedation and Analgesia by Non-Anesthesiologists：Practice Guidelines for Sedation and Analgesia by Non-Anesthesiologists. Anesthesiology, 96：1004-1017, 2002
2) 駒澤伸泰，他：非麻酔科医による鎮静/鎮痛に関する診療ガイドライン：非麻酔科医による鎮静/鎮痛に関する米国麻酔科学会作業部会による改訂情報．医療の質・安全学会誌，7：162-181, 2012

Q47 回復室の具体例はどのようなものですか？

Q46の症例提示のつづき：肥満のため処置に難渋したことに加え，患者の不安が強く処置中に安静を保てなかったため，処置時間は1時間を要し，中等度鎮静の維持のためにミダゾラム総計8 mg，ペンタゾシン30 mgが使用された．術中にSpO₂が96％から93％に低下したが，酸素投与により回復した．
処置後，呼吸数とSpO₂の低下がみられたため，フルマゼニル0.5 mgが投与され，受け答えは可能である．回復室では，心電図，SpO₂がモニタリングされており，15分置きに意識状態の確認などが行われている．
患者本人の車で来院しており，妻が付き添っているが，早く連れて帰りたがっている．

処置後の患者の問題点としては，まず，第一に**呼吸抑制**が考えられる．この患者の場合，肥満傾向であり睡眠時無呼吸症候群も指摘されているため，呼吸抑制のリスクは非常に高い．また，ミダゾラム投与に対しフルマゼニルで拮抗されているために，**再鎮静**のリスクは常に付きまとう．ASA-SEDはフルマゼニルやナロキソンなどの拮抗薬を使用した場合に**2時間以上は経過観察すべき**とある．ゆえに，この患者の場合，最低2時間はモニタリングを行い，呼吸抑制や心抑制のないことを確認すべきである．また，帰宅可能と判断するために何らかのスコアリングが重要である．

さらに見落とされがちなことが，**交通手段**である．当たり前のように見えるが，当日の患者本人の運転は禁止である．本人や家族には鎮静行為の性質について説明しておくべきであり，本例では本人が帰路に運転しないことを確認する必要がある．さらにいくら回復室でモニタリングを行っても**帰宅後の合併症発生**は否定できないため，**緊急連絡先**などを伝えておくことが大切である．

鎮静および鎮痛を施される施設では患者や手技の特徴に適した回復および退院の基準を作成すべきとあり，基本的な原則を表に提示する．

表 ● 鎮静/鎮痛の回復および退院基準

一般的な原則
1. 中等度もしくは深い鎮静における回復および退院に関する医学的管理は手技の実施者または免許を受けた医師の責任である
2. 回復室は十分なモニタリング装置や蘇生器具を設置するか,直ちに使用可能な状態にある
3. 中等度および深い鎮静を行った患者に対して監視の期間と頻度は,鎮静の程度,患者の全般的な状態,鎮静薬/鎮痛薬が投与されて行われた処置の特性によってその都度異なる.呼吸抑制リスクがなくなるまで酸素化の指標を監視する必要がある
4. 意識レベル,バイタルサイン,もし必要なら酸素化を定期的に記録する
5. 退室(退院)基準が満たされるまで,モニター類に精通し合併症を認知しうる看護師などが付き添う
6. 退室(退院)基準が満たされるまで,合併症に対処しうる医療者(例えば,気道を確保し陽圧換気を行う)が直ちに対応できる

退院に関するガイドライン
1. 患者は意識声明で見当識もしっかりしていること;乳児や知的状態が術前より異常である患者は術前の状態に戻すべきである.医療従事者や親は小児が車のシート前にちゃんと座っているのに,頭が前に垂れているときは,気道閉塞があると考えるべきである
2. バイタルサインが安定しており許容範囲であること
3. スコア化して評価するシステムは退院基準の適合の証拠として役立つ
4. 拮抗薬(ナロキソンやフルマゼニル)を使用した場合,再鎮静が発生しないように十分な時間(2時間まで)観察を行うべきである
5. 外来患者は家まで付き添い,術後のあらゆる合併症を報告できる責任ある成人とともに退院すべきである
6. 外来患者および彼らの付添には,術後の食事,内服,活動,緊急時の連絡先の電話番号を書いた紙面を渡す

文献1をもとに作成

- ☑ フルマゼニルやナロキソンなどの拮抗薬を使用した場合は再鎮静に特に留意する.
- ☑ 回復室では何らかのスコアリングなどを用いて鎮静残存を評価する.
- ☑ 鎮静を受けた本人は車などの運転は禁止である.
- ☑ 帰宅後の急変に備えて緊急連絡先を伝えておくべきである.

〈駒澤伸泰〉

文献

1) American Society of Anesthesiologists Task Force on Sedation and Analgesia by Non-Anesthesiologists:Practice Guidelines for Sedation and Analgesia by Non-Anesthesiologists. Anesthesiology, 96:1004-1017, 2002
2) 駒澤伸泰,他:非麻酔科医による鎮静/鎮痛に関する診療ガイドライン:非麻酔科医による鎮静/鎮痛に関する米国麻酔科学会作業部会による改訂情報.医療の質・安全学会誌,7:162-181, 2012

第2章 中等度/深鎮静・鎮痛の実際　8 鎮静のシミュレーショントレーニング

Q48 シミュレーショントレーニングの目的は何ですか？

　近年，多くの患者が内視鏡検査やカテーテル検査などを，ある程度鎮静薬を投与された状態で受けるようになってきている．米国の麻酔科学会（American Society of Anesthesiologist：ASA）のガイドラインによると，鎮静の深度としては軽度の鎮静から中等度鎮静，深鎮静，全身麻酔まであり[1]，手術室以外での処置や検査では普段鎮静薬を使用しない医師により中等度の鎮静レベルで鎮静薬が使用されている（第1章-1-Q4参照）．

　鎮静薬の種類や量の選択は，医師の裁量に任され，過鎮静による気道トラブル，低酸素血症，心停止などの合併症がかなり報告されている．放射線のインターベンションの治療では，呼吸関連の合併症が4.7％，過鎮静による合併症が4.2％，重症の低酸素血症や心停止の合併症が2％起こっていると報告されている[2]．鎮静薬による合併症は呼吸抑制をきたすような薬剤の調節が適切になされていないことや，呼吸抑制に気づかず基本的な緊急の気道確保に失敗したことで起こっている．それゆえ，ASAから麻酔科以外の医師に対する鎮静薬の使用のガイドラインが出ており，麻酔科以外の鎮静に携わる医療従事者はこのガイドラインに精通し，**中等度鎮静が維持できる鎮静薬や鎮痛薬の投与法をトレーニングし，予想以上に鎮静の深度が深くなってしまった場合に起こる合併症に対応できる訓練をしておく必要がある**[1]．

　シミュレーショントレーニングでは，学習者は**実際の医療現場に似た環境のなかで患者を危険にさらさずに臨床に必要な技術や知識を学習し取得することができる**．鎮静のシミュレーショントレーニングの最初の目的は，麻酔科医や普段鎮静薬を使用しない医師が鎮静薬の投与方法・調節方法や過鎮静になったときの対処方法をシミュレーションの環境でできるようになることであり，それが実際の臨床現場でもできるようになり，患者の予後改善につながることが最終目的である．

☑ シミュレーションの環境だけでなく実際の医療現場でも鎮静薬を適切に投与し，過鎮静になった時の対応ができるようになることである．

〈梅井菜央〉

第2章 中等度／深鎮静・鎮痛の実際　8鎮静のシミュレーショントレーニング

Q49 シミュレーショントレーニングの利点は何ですか？

Answer

　鎮静のシミュレーションは麻酔科医やそれ以外の医師に鎮静を教育する効果的な道具であり，ラーニングカーブを早くすることができ，患者へのリスクを減らすことができる．実際の医療現場では，鎮静薬を投与される患者は年齢，体重，既往歴，上気道の解剖，薬に対する反応がまちまちであり，すべての訓練者に同じように教育することは難しい．

　それに比べシミュレーションでは限られた時間のなかで多数の訓練者に標準的な経験を与えることができる．事前にプログラミングされた高機能シミュレータを使用すれば，鎮静薬の量が適切か，患者への影響がどうか，過鎮静により副作用が起こっていないか，合併症が起きているときにどうするべきかなどを分析する判断トレーニングも行うことができる．スキルトレーニングに判断トレーニングを混ぜ合わせトレーニングすることも可能であり，そうすることでより現実の医療に近づいた環境でトレーニングを行うことができる．また，鎮静薬を使用する現場では多種職の医療従事者がかかわっていることも多く，多種職の医療従事者も参加すればチームトレーニングも可能となり，コミュニケーションの訓練をすることも可能となる．

　さらに，シミュレーションは教育だけでなく受講生がどの程度鎮静薬の知識があり，鎮静薬の深度の評価や合併症が起きたときにどの程度対応できるかの評価や試験にも使用することができるという利点がある．

＊シミュレータ：体験学習を促進するために必要なマネキンなどの機器，環境，システムのこと．

Point

- ☑ ラーニングカーブを早くし，患者へのリスクを減らすことができる．
- ☑ 限られた時間のなかで多数の訓練者に標準的な経験を与えることができる．
- ☑ チームトレーニングもでき，コミュニケーションの訓練をすることも可能となる．

〈梅井菜央〉

第2章 中等度／深鎮静・鎮痛の実際　8 鎮静のシミュレーショントレーニング

Q50 シミュレーショントレーニングの対象者は誰ですか？

Answer

　シミュレーショントレーニングの対象は**医学生，研修医，看護師，医師**などすべての医療従事者である．手術室以外で使用する鎮静のシミュレーショントレーニングでは，麻酔科医，集中治療医，救急医以外の普段鎮静薬を使用しない医師が対象となる．

　特に近年，内視鏡は中等度の鎮静レベルで行われることが多く，**内視鏡医師**は中等度鎮静と深鎮静との違いがわかるようでなければならず，鎮静薬を投与した後のバイタル変動や呼吸状態を評価できなければならない．内視鏡的逆行性胆道膵管造影（ERCP）や超音波内視鏡のように処置に時間を要する症例では鎮静中の合併症が多く，行う医師は鎮静のシミュレーショントレーニングが必要である[3]．実際内視鏡のタスクシミュレータと高機能シミュレータを混ぜて使用することで，内視鏡や緊急時の手技が上達するだけでなく危機的管理も向上すると報告されている[4]．

　また，小児の手術室以外で行われる処置時に使われる鎮静薬による合併症も多く報告されており，**小児科医**も鎮静シミュレーショントレーニングを受ける必要がある．Shavitらは，鎮静のトレーニングを受けた小児科医の方が受けていない小児科医に比べ，内視鏡や腰椎穿刺，骨折の整復時に鎮静を使用する際に，鎮静薬の既往歴の聴取やモニタリングをするなど鎮静を使用するうえで行

表●シミュレーショントレーニングによる行動変容

	トレーニングあり	トレーニングなし
鎮静薬の既往を聞いた	88％	12％
最後の食事について聞いた	100％	62％
薬の副作用の既往を聞いた	100％	12％
鎮静薬を投与する前にバイタルを測定した	75％	25％
手技中に意識レベルの確認をした	75％	38％
手技中に鎮静薬の調節をした	88％	38％
手技中にモニタリングをした	100％	75％
処置後にモニタリングをした	88％	38％
退室の判断にガイドラインを使用した	88％	38％

文献5より引用

わなければならない行動ができていたと報告している（表）[5]．

その他，**放射線科医師**も鎮静のトレーニングが必要である．IVR（interventional radiology）時や，小児の検査，小児だけでなく成人も含め閉所恐怖症のある患者のMRI検査では中等度の鎮静が必要となる[6]．

- ☑ 医学生，研修医，看護師，医師などすべての医療従事者が対象となる．
- ☑ 特に，内視鏡医師・放射線科医師・小児科医など普段鎮静薬を使用しない医師に対し行う必要がある．

〈梅井菜央〉

第2章 中等度／深鎮静・鎮痛の実際　8 鎮静のシミュレーショントレーニング

Q51 シミュレーショントレーニングにはどのようなタイプがありますか？

Answer

シミュレーショントレーニングには2つのタイプがある．**コンピュータスクリーンベース**のシミュレータを使用し行うシミュレーションと，**マネキンのシミュレータ**を使用し行うシミュレーションである．

◆ コンピュータを使用するシミュレーション

コンピュータスクリーンベースのシミュレーショントレーニングとしては，Anesoft corporationから出されているSedation Simulatorがある（図1）．このシミュレータでは，バーチャル患者の鎮静の質を評価したり，合併症の対応をすることが可能である．ワシントン大学では，鎮静のトレーニングの前にAnesoftのシミュレータでいろいろな手技時に鎮静を投与し覚醒させる練習をすることが義務付けされている[8]．他にも，Medinaらは，放射線医師が，13個のCTやMRI，IVR時の鎮静のシナリオを通して，コンピュータで中等度鎮静が学べるシミュレーショントレーニングを開発している（図2）[6]．

利点および欠点として，以下の点があげられる	
《利点》	《欠点》
①費用が安い ②メインテナンスにかかる費用が安い ③シミュレータを操作するシミュレーションスペシャリストの雇用が必要ない ④受講生が好きなときにトレーニングを受けることができる	①実際の医療との現実味に欠ける ②デブリーフィングを行うインストラクターに監督されていない ③コンピュータの操作技術に学習効果が左右される可能性がある

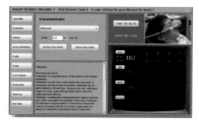

図1 ● Sedation Simulator (Anesoft)
文献7より引用

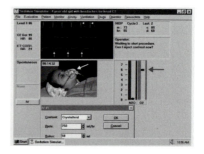

図2 ● 放射線医師向けのシミュレーショントレーニング
文献6より引用

◆ マネキンを使用するシミュレーション

　マネキンのシミュレータを使用するシミュレーションでは，手技だけのトレーニングを行うタスクトレーナーを用いるシミュレーションと，高機能マネキンを使用するhigh fidelity simulationとがある．Sedationのシミュレーションでは適切な気道管理が必須であり，麻酔科医・集中治療医・救急医以外の医師を対象としたトレーニングでは挿管のタスクトレーナーを使用することで気道確保の手技を学ぶことができる．High-fidelity simulationでは，どのように適切な鎮静薬を扱い鎮静に関与した合併症に対応していくかを指導することができ，シミュレーションの最後に行われるデブリーフィングではコミュニケーションやリーダーシップ，チームワーク，ディシジョンメイキングまで考えることができ，非常に有効である[9]．DeMariaらは，処置前の患者の評価，モニタリング，鎮静薬の使用方法，合併症併発時の対応をhigh fidelity simulationを使用し訓練し受講生の満足が素晴らしかったと報告している[10]．

利点および欠点として，以下の点があげられる	
《利点》	《欠点》
①現実の医療現場に類似性がある ②臨床の現場で実際に使用されている輸液ポンプや喉頭鏡を使用することができる ③実際の手術室や救急室などでも行うことができる	①費用がかかる ②シミュレーションを行う場所が必要 ③メインテナンスやアップグレードに費用がかかる ④シミュレーションを操作する人やインストラクターが必要

＊fidelity：シミュレーションが現実の状況をどの程度再現できているかということ（リアリティがあるかどうか）．

Point

- ☑ コンピュータスクリーンベースのシミュレータを使用し行うシミュレーションと，マネキンのシミュレータを使用し行うシミュレーションがある．
- ☑ マネキンのシミュレータを使用するシミュレーションでは手技だけのトレーニングを行うシミュレーションと高機能マネキンを使用するhigh fidelity simulationとがある．

〈梅井菜央〉

Q52 シミュレーショントレーニングコースの実際はどのようなものでしょうか？

　Tobin らが行っている鎮静のシミュレーションコースは，3つのパートから成り立っている[10]．まず，**online** で鎮静について**講義**をうけ，鎮静の目的，鎮静薬の知識，モニタリング方法，呼吸循環の評価，鎮静の計画，手技後の移送などについて学ぶ（表）．講義の後には pre test があり，講義とテストで6時間ほど必要である．

　次に**気道確保のトレーニング**をタスクトレーナーで行い，通常の気道確保から difficult airway まで学ぶ．このスキルトレーニングでは，受講生が満足するまで気道確保の練習を行うことができる．

　最後に **high fidelity simulation** を用いて**シナリオベース**で適切な鎮静の方法やトラブル時の対処法を学ぶ．受講生はシナリオのなかで，中等度鎮静の深度になるまで鎮静薬を投与しなければならず，処置が終わった後は鎮痛のみ行われている深度まで覚醒させなければならない．また過鎮静の深度になったシナリオでは，合併症の対応をし，中等度の鎮静の深度に戻すことが要求される（図）．

　この鎮静のコースは，講義だけのコースに比べると受講生の満足度が高く，

表 ● Onlineでの講義内容

1	中等度鎮静の目的について
2	鎮静薬を投与するにあたって必要な教育について
3	呼吸循環の評価について
4	薬剤について
5	モニタリングについて
6	鎮静を行ううえで必要な設備・道具について
7	鎮静前の用意について
8	鎮静の計画について
9	鎮静後の移送について
10	中等度鎮静に関連した危機管理について
11	呼吸循環の合併症が起きたときの対応について
12	The Joint Commission のガイドラインと質の向上について

文献10より引用

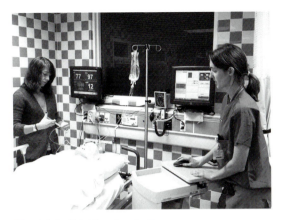

図 ● High fidelity simulation

知識だけでなく気道確保の手技や臨床的な判断能力も向上させると彼らは述べている．

Point

- ☑ シミュレーショントレーニングコースでは，まず講義で鎮静についての知識を深める．
- ☑ 次に，タスクトレーナーを使用し気道確保のトレーニングを行う．
- ☑ そして最後に，high fidelity simulationを使用し，適切な鎮静深度で患者を維持し，鎮静に伴うさまざまな合併症にも対応できるトレーニングを行う．

〈梅井菜央〉

第2章 中等度／深鎮静・鎮痛の実際　8鎮静のシミュレーショントレーニング

Q53 フィードバック法はどうすればよいですか？

Answer

シミュレーショントレーニングの場合，フィードバックを受ける対象は，受講生，インストラクター，コースそのものに分けられる．

◆ 受講生へのフィードバック

受講生へのフィードバックは，シミュレーションのなかで行うことができる．一般的にシミュレーショントレーニングはオリエンテーション，シナリオ，デブリーフィングの3要素から成り立っている．まず，オリエンテーションで学習者が参加しやすいようにシミュレーショントレーニングに関する情報提供を行う．次にシナリオを行い，デブリーフィングでシナリオを振り返る．

デブリーフィングとはシミュレーションの後に行われる振り返りの場のことで，シミュレーショントレーニングを振り返ることで自ら学ぶ機会を与え，よりよくできるためにどうしたらよいか考えることもでき，受講生にフィードバックを与えることができる．

よりよいフィードバックを与えるためにデブリーフィングを行う者は，GAS (Gather Analyze Summarize) method などをとりいれるとよい．まず学習者が何を考え行動したかの情報を集めるには，何が起こっていたか？何の症例のシナリオだったのか？実際の臨床で経験したことがあるのかなど，受講生が話しやすい質問を投げかけるのがよい．次に学習者が何をしたか自分で分析できるように誘導するには，どういう鎮静を行ったか？それは適切な量だったか？もっと別の方法があるか？など聞くとよい．

最後にシミュレーショントレーニングのまとめをする必要がある．そして，よりよい鎮静管理ができるために改善できる点があるか，など聞くとより効果的である．

◆ インストラクターへのフィードバック

インストラクターのフィードバック法としては，DASH (Debriefing Assessment for Simulation in Healthcare) を使用するとよい．DASHはデブリーフィング能力を適切に評価し，さらに向上させるために作られており，DASHを使用しインストラクターを評価しフィードバックを行うことでよりよいデブリー

フィングが可能となる．

◆ コースへのフィードバック

コースのフィードバック法としては，鎮静のシミュレーションコースの前後でMultiple choice testを行い受講生の学習度を評価したり，シミュレーションコース後に受講生の満足度などを評価することで可能である．

- ☑ 受講生のフィードバック法は，シミュレーションのシナリオの後に行われるデブリーフィングでGAS methodを取り入れる．
- ☑ インストラクターのフィードバック法は，DASHを取り入れる．

〈梅井菜央〉

第2章- 8 -Q48～53の文献

1) American Society of Anesthesiologists Task Force on Sedation and Analgesia by Non-Anesthesiologist：Practice guideline for sedation and analgesia by non-anesthesiologists. Anesthesiology, 96：1004-1017, 2002
2) Arepally A, et al：Safety of conscious sedation in interventional radiology. Cardiovasc Intervent Radiol, 24：185-190, 2001
3) Patel S, et al：Deep sedation occurs frequently during elective endoscopy with meperidine and midazolam. Am J Gastroenterol, 100：2689-2695, 2005
4) Kiesslich R, et al：[Combined simulation training: a new concept and workshop is useful for crisis management in gastrointestinal endoscopy]. Z Gastroenterol, 43：1031-1039, 2005
5) Shavit I, et al：Enhancing patient safety during pediatric sedation: the impact of simulation-based training of nonanesthesiologists. Arch Pediatr Adolesc Med, 161：740-743, 2007
6) Medina LS, et al：Computers in radiology. The sedation, analgesia, and contrast media computerized simulator: a new approach to train and evaluate radiologists' responses to critical incidents. Pediatr Radiol, 30：299-305, 2000
7) Anesoft
URL:http://anesoft.com/shop.aspx?p=13145&k=Sedation-Simulator
8) Chew FS：Section editor's notebook: Sedation simulation. AJR Am J Roentgenol, 201：940, 2013
9) Hofmann N, et al：Sedation training using a human patient simulator. Digestion, 82：115-117, 2010
10) DeMaria S Jr, et al：Human patient simulation and its role in endoscopic sedation training. Gastrointest Endosc Clin N Am, 18：801-813, 2008
11) Tobin CD, et al：An approach to moderate sedation simulation training. Simul Healthc, 8：114-123, 2013

第2章 中等度／深鎮静・鎮痛の実際　❽鎮静のシミュレーション・トレーニング

Q54 JAMS鎮静コースについて教えてください（勉強法について）

Answer

JAMS鎮静コース（JAMS：日本医学シミュレーション学会）は，米国麻酔科学会が2002年に発表した「非麻酔科医のための鎮静/鎮痛薬投与に関する診療ガイドライン」[1]の知識を，臨床において実践するための講習会（図）である．

◆ 米国麻酔科学会の鎮静に関するガイドラインとは

処置時の中等度から深い鎮静を対象とし，麻酔科領域の気道管理，呼吸管理の知見から，非専門家における安全な鎮静・鎮痛薬投与および急変時の気道および循環管理について提示したものである．

◆ 講習会の目的

講習会では「鎮静の危険性の認識」「鎮静の評価と処置」「鎮静時の危機対応」を学習目標としている．代表的な講習会の内容を以下に紹介する[2, 3]．

◆ ガイドラインに基づく講義（図A）

講義にて，ガイドラインの15の重要項目の確認を行う．より知識を定着させるために，ガイドラインに準じたテキストを受講前に配布し，事前学習を推奨している．ガイドラインの詳細を知りたい方は，米国麻酔科学会のホームページからダウンロードするか，日本語訳されたガイドライン[4]が医療の質・安全学会誌に掲載されている．

◆ 薬剤カードを用いたディスカッション（図B）

「鎮静薬と鎮痛薬の使い分け」「拮抗薬が必要とされる状況で拮抗薬を適切に使う方法」「年齢や体格など個人差を考慮した鎮静・鎮痛薬の投与法」「滴定投与の重要性」これらを，薬剤カードを用いたグループディスカッションを通して学ぶ．

◆ 気道シミュレーターを用いた緊急時の気道確保（図C）

鎮静状態においては患者の気道が破綻する可能性がある．シミュレーターを用いて「経鼻・経口エアウェイを用いた気道確保」「バックバルブマスクを用い

た換気」などのハンズオントレーニングを行う．「酸素投与の重要性」「Call for Help」を忘れないよう，ハンズオン中に確認を行っている．これらは知識のみになりがちで，臨床現場では忘れることが多い．ハンズオン中に一連の流れを学ぶことが重要である．

◆ 模擬患者を用いた鎮静評価法の習得（図D）

　模擬患者とシミュレーションバイタルモニターを使用し鎮静患者をシミュレーションする．鎮静スケール，痛みのスケールを実際に評価し，用意されたシートに記録することにより，実践できる知識として身につける．

◆ 高機能シミュレーターを用いたシナリオトレーニング

　一連の鎮静処置を通して，「鎮静の危険性の認識」「鎮静の評価と処置」「鎮静時の危機対応」を学ぶ．高機能シミュレーターを使うことにより，忠実性を再現し，実際の臨床器具を用いてトレーニングが行える（図）．

A）ガイドラインの講義

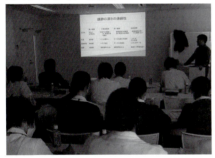

B）薬剤カードディスカッション

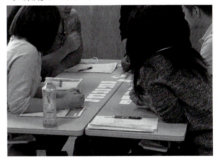

C）気道確保ハンズオン

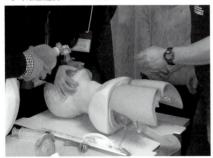

D）鎮静状態の評価

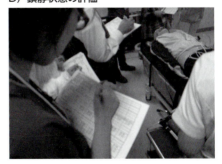

図 ● 講習会の風景

◆ 最後に

　JAMS鎮静コースの目的は全国の医療施設において，より安全な鎮静・鎮痛法が普及することである．この講習会のなかで学んだトレーニング方法は受講生が自施設で中心となり行えるように工夫している．当講習会で安全な鎮静・鎮痛法を学び，自施設で安全な鎮静・鎮痛が行われるよう工夫していただけることを期待し，開催している（詳細は日本医学シミュレーション学会のホームページhttp://jams.kenkyuukai.jp/about/ を参照）．

> **Point**
> - ☑ JAMS鎮静コースは，米国麻酔科学会が発表した「非麻酔科医のための鎮静・鎮痛薬投与に関する診療ガイドライン」に基づく講習会．
> - ☑ 学習目標は「鎮静の危険性の認識」「鎮静の評価と処置」「鎮静時の危機対応」．
> - ☑ 講習会でのトレーニング法は自施設の勉強会に使うことができる．

〈羽場政法〉

文献

1) American Society of Anesthesiologists Task Force on Sedation and Analgesia by Non-Anesthesiologists：Practice Guidelines for Sedation and Analgesia by Non-Anesthesiologists. Anesthesiology, 96：1004-1017, 2002
2) 駒澤伸泰 他：非麻酔科医を対象としたSED実践セミナー（セデーショントレーニングコース）の展開 ―学習目標の作成を含めて―．麻酔, 63：582-585, 2014
3) Komasawa N, et al：Effects of a simulation-based sedation training course on non-anesthesiologists' attitudes toward sedation and analgesia. Journal of Anesthesia, 28：785-789, 2014
4) 駒澤伸泰 他：非麻酔科医による鎮静/鎮痛に関する診療ガイドライン．医療の質安全学会誌，7：162-181, 2012

Q55 Procedural Sedation Course（処置時の鎮静コース）について教えてください

Answer

　もともと米国のニューメキシコ大学で開催されていたコースである．2012年に健和会大手町病院にニューメキシコ大学教授のDr. Mclaughlinを招聘し国内初開催され，2014年から東京ベイ浦安市川医療センターを中心に関東でもコースが開催されるようになった．

　本コースは米国麻酔科学会の「非麻酔科医のための鎮静/鎮痛薬投与に関する診療ガイドライン」[1]に準拠しており，米国のコース内容を本邦麻酔科，救急科，総合診療内科，小児科医師の協力のもと，薬剤，モニタリングなどを本邦の現状に合わせて改訂したものである．**成人および小児のProcedural sedation and analgesia（処置時の鎮静および鎮痛）を安全に行うために必要な知識，技能，態度を身につけることを目標**としており，主に救急医，内科医，小児科医を中心に非麻酔科の医師を対象に，骨折脱臼の整復や内視鏡，画像検査施行時といった外来での鎮静・鎮痛を想定したコースであり実践的なシミュレーションを重視している点が特徴である．

　コースは1日コースであり主に午前の座学，午後のシミュレーションに分かれる．座学では概要の他にモニタリング，薬理，合併症，小児高齢者に対する鎮静・鎮痛について学ぶ．シミュレーションでは，気道管理の他，成人，小児のそれぞれシミュレーターを使用したシミュレーションとシナリオを使用した机上ディスカッションの合計5つのブースを順番にまわる（表）．一日を通して処置時の鎮静・鎮痛の際に必要な術前評価，鎮静・鎮痛の目標設定と具体的な薬剤計画，説明と同意，具体的な準備と実施，合併症対策を学ぶことができる．実際のコースの様子は雑誌でも紹介されている[2]．今後も定期的な開催を計画している．

表　Procedural Sedation Courseのコース概要

①座学	②シミュレーション
a. rocedural Sedationの紹介と基本	a. 気道管理
b. モニタリングの医療機器	b. 成人ディスカッション
c. 鎮静の薬理学	c. 成人シミュレーション
d. 合併症予防	d. 小児ディスカッション
e. 特殊領域（小児，高齢者）	e. 小児シミュレーション

- ニューメキシコ大学で行われていたコースを日本に合わせて改定したものである．
- 非麻酔科医による成人および小児のProcedural sedation and analgesia（処置時の鎮静および鎮痛）を安全に行うために必要な知識，技能，態度を身につけることを目標としている．
- 一日を通して処置時の鎮静・鎮痛の際に必要な術前評価，鎮静・鎮痛の目標設定と具体的な薬剤計画，説明と同意，具体的な準備と実施，合併症対策を学ぶことができる．

〈本間洋輔〉

文献

1) American Society of Anesthesiologists Task Force on Sedation and Analgesia by Non-Anesthesiologists：Practice Guidelines for Sedation and Analgesia by Non-Anesthesiologists. Anesthesiology, 96：1004-1017, 2002
2)《特別掲載》編集部レポート Procedural sedation and analgesia（処置時の鎮静・鎮痛）を学ぶ「セデーションコース」．レジデントノート, 16：3487, 2015

第3章 様々な状況での鎮静・鎮痛

Q56 ①内視鏡検査室 対象手技にはどのようなものがありますか？

Answer

　内視鏡検査室では，多くの検査，治療的内視鏡が行われている．本稿では，そのなかでも多く行われている消化管内視鏡に関して解説していきたい．

　鎮静・鎮痛の対象手技としては，**患者が少なからず苦痛を感じる手技すべて**が対象である．患者が希望すれば，内視鏡検査室で行われている手技は，すべてが対象手技になる．もちろん必要とする鎮静・鎮痛の深さは，手技の侵襲の大きさにより異なる．

◆ 上部消化管内視鏡

　上部消化管内視鏡は，観察，生検術だけでなく，超音波内視鏡検査などが検査目的に行われている．また，治療的にも多くの手技（表1）が行われている．上部消化管内視鏡は，咽頭反射があるため鎮静・鎮痛が必要となることが多くなる．

◆ 下部消化管内視鏡

　下部消化管も上部同様，観察，生検だけでなく，多くの治療的手技（表2）が行われている．直腸までの挿入は，それほどストレスは大きくはないが，S状結腸より上部へスコープを進めるのは上部消化管よりストレスが大きくなる違いがある．

表1 ● 上部消化管内視鏡処置

診断目的検査	上部消化管症状，上部消化管出血，X線などでの異常陰影精査
腐食剤摂食	食道損傷の評価
スクリーニング	ピロリ感染，悪性貧血，胃部分切除後など
治療介入	止血術，予防的静脈瘤結紮，異物除去，栄養チューブやドレナージチューブ留置，ポリープ切除，狭窄部拡張，内視鏡的粘膜切除術（EMR），内視鏡的粘膜下層剥離術（ESD），アカラシアの管理，術後合併症の管理など

文献1より作成

表2 ● 下部消化管内視鏡処置

診断目的検査	下部消化管症状（慢性下痢など），下部消化管出血，鉄欠乏性貧血の精査，X線などでの異常陰影精査
スクリーニング	結腸ポリープ，がん，炎症性腸疾患など
治療介入	ポリープ切除，病変の位置確認，異物除去，捻転解除，減圧，拡張術，内視鏡的粘膜切除術（EMR），内視鏡的粘膜下層剥離術（ESD），悪性腫瘍による出血・狭窄の姑息治療

文献1より作成

◆ 小腸内視鏡

　　ダブルバルーン内視鏡が開発され，小腸も全長にわたり観察が可能になっている．上部消化管内視鏡より時間がかかるので，鎮静・鎮痛が必要になる．

◆ 胆・膵内視鏡

　　胆のう・胆管・膵臓の検査治療（表3）目的に口から内視鏡を挿入して行う．超音波検査以外は，原則，入院を必要とし，侵襲も強く，鎮静・鎮痛が必要になる．

表3 ● 胆・膵内視鏡検査・治療

- 内視鏡的逆行性胆管膵管造影（ERCP）
- 内視鏡的乳頭括約筋切開術（EST）
- 内視鏡的乳頭バルーン拡張術（EPBD）
- 超音波内視鏡検査（EUS）

文献1より作成

Point

- ☑ 内視鏡検査室では，多くの検査・処置が行われている．少なからずストレスがあるので，鎮静・鎮痛が必要になることが多い．
- ☑ 内視鏡検査室での検査・処置は，非常に多岐にわたり，ストレスポイントなども複雑なので，検査・処置の手技への理解も重要になる．

〈中川雅史〉

文献

1) Early DS, et al：Appropriate use of GI endoscopy. Gastrointest Endosc, 75：1127-1131, 2012

Q57 ①内視鏡検査室 鎮静・鎮痛前評価はどのようにしますか？

Answer

鎮静・鎮痛のレベルは，軽い鎮静から全身麻酔まで連続性をもっている[2]．どの鎮静レベルになるかは，投与している薬剤の量だけでなく，患者の薬剤感受性，処置前の状態などが影響を与えるので，予測以上の鎮静・鎮痛レベルに陥る可能性がある．そのため軽い鎮静を計画しているから鎮静・鎮痛前評価は省略してよいというわけではなく，**計画している鎮静・鎮痛のレベルにかかわらず，全身麻酔の術前評価に準じて行う必要がある**．

◆ 病歴

鎮静・鎮痛の経過に影響を与える可能性のある疾患や全身状態について評価する（表1）．病歴，全身状態を要約するのに米国麻酔科学会の全身状態評価（ASA-PS）は有用である（**第2章-①-Q23**参照）．合併疾患の評価だけでなく，生活歴や治療歴，特に麻酔や鎮静に伴う有害事象の情報も問診する．

表1 ● 術前評価項目

循環器系	呼吸器系
・運動耐容能	・運動耐容能
・狭心症，心筋梗塞	・呼吸困難
・高血圧	・無呼吸
・不整脈	・咳・痰
・弁疾患	・喘息
・閉塞性動脈硬化症など	・肺炎，上気道感染症など
その他疾患	**生活歴・アレルギー**
・脳虚血	・喫煙
・痙攣	・アルコール
・糖尿病	・薬物依存
・甲状腺疾患	・オピオイド使用
・腎機能異常	・薬剤アレルギー
・肝機能異常	・食物アレルギー
・凝固，線溶系異常	・ラテックスアレルギーなど
・妊娠など	

表2 ● 米国麻酔科学会による術前絶飲食ガイドライン

摂食物	最小絶飲食時間
清澄水(水,無果汁ジュース,茶,炭酸飲料など)	2時間
母乳	4時間
調整粉乳	6時間
人工乳(胃排泄時間が固形物と変わらない)	6時間
軽食(トーストと飲み物程度)	6時間

◆ 身体所見

　体重,普段のバイタルサインや心音,呼吸音,意識レベルなどの全身診察を行う必要がある.特に,**気道評価**は,気道確保,マスク換気が困難になる可能性の有無の評価が重要である.主な所見としては,肥満,短頸,猪首,頸椎疾患,小顎,頤・舌骨距離が3横指以下,開口障害などがある.開口の状態の評価にMallanpati分類がよく用いられる(**第3章-2-Q62参照**).

◆ 絶飲食の評価

　安全に鎮静・鎮痛を行うためには,**術前絶飲食のガイドラインに従った絶飲食**が必要になる(**表2**).最終,飲水,摂食時間の確認は,重要である.しかし,この推奨は,待機的な健常な患者に当てはめたもので,肥満,妊婦,高齢者など胃排泄時間が遅延する可能性のある患者では,胃内容物がなくなることを保証するものではない[1].

Point

- ☑ 鎮静を安全にするには,全身麻酔と同様な全身状態評価が大切である.
- ☑ 鎮静に伴う合併症として上気道閉塞,呼吸抑制は,絶対に忘れてはならない.それらに対応できるよう気道の評価は重要である.
- ☑ 意識低下に伴う誤嚥は避けるべきリスクである.術前絶飲食の評価は,必須である.

〈中川雅史〉

文献
1) American Society of Anesthesiologists Task Force on Sedation and Analgesia by Non-Anesthesiologists:Practice Guidelines for Sedation and Analgesia by Non-Anesthesiologists. Anesthesiology, 96:1004-1017, 2002

第3章 様々な状況での鎮静・鎮痛

Q58 ❶内視鏡検査室
鎮静・鎮痛前計画はどのようにしますか？

Answer

　鎮静・鎮痛の目的は，検査などに伴うストレス，疼痛などからの解放である．解放するためには，検査，処置の流れのなかで，どの処置がどのようにつらいのか，その持続時間はどれくらいあるのか，などの理解が必要である．そのつらさを抑制するためには，鎮静薬がよいのか，鎮痛薬がよいのか，局所麻酔薬を併用できないか，などを考える．

　麻酔においては，特定の刺激に対して鎮静薬と鎮痛薬のバランスによって対処する．図は，皮膚切開時の刺激を抑制するために必要な鎮静薬（縦軸のセボフルラン）と鎮痛薬（横軸のフェンタニル）の関係を示している[1]．図より同じ刺激を抑制するために鎮痛薬を増やせば，鎮静薬が少なくてもよいことがわかる．つまり，鎮静薬と鎮痛薬をバランスよく使用することでおのおのの薬の

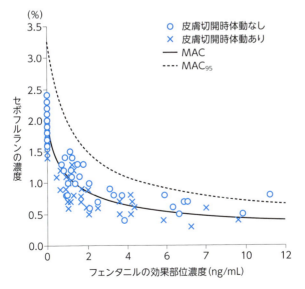

図　皮膚切開時の体動を抑制するために必要な鎮静薬と鎮痛薬の関係
MAC：50%の患者が動かないレベル
MAC_{95}：95%の患者が動かないレベル
文献1より引用

投与量を少なくすることが可能となり，副作用の少ない鎮静・鎮痛を行うことが可能になる．

◆ 鎮静法

● 上部消化管内視鏡

　　上部消化管内視鏡は，検査目的だけであれば比較的侵襲は少ないが，内視鏡が咽頭部を通過し，食道に挿入する時点と幽門部を通過するときの侵襲が大きくなる．特に内視鏡が食道に入るときの咽頭刺激で引き起こされる嘔吐反射は，鎮静，鎮痛薬だけでは抑制が困難なことが多いので，十分，局所麻酔を行って，内視鏡の挿入をはじめる．

　　上部消化管内視鏡による処置，治療では，空気またはCO_2送気により腸管を拡張させて行う．腸管自体は，痛みを感じることはないが，拡張により腹膜が伸展することによって痛みを感じる．同様にバルーンやステントで狭窄部を拡張するときにも痛みを伴うことがある．

　　止血などで用いる電気メスやアルゴンプラズマ凝固デバイスのような高エネルギーデバイスを用いて処置をする場合，突発的な体動は，腸管穿孔の危険もあり避ける必要がある．前述のように，腸管は痛みを感じないが，腹膜が刺激されると痛みを感じる．

　　処置に要する時間も検査のように10分前後で終了するものからESDのように数時間に及ぶものまで非常に幅がある．上部消化管内視鏡は，右側臥位で行うことが多く，長時間になればなるほど苦痛が増加してくる．

　　これらの特性を踏まえて，観察だけなら咽頭局所麻酔と鎮静薬のみによる軽い鎮静，組織生検などを伴う複雑な検査やポリープ切除など簡単な処置であれば深めの鎮静薬と鎮痛薬を補助的に用いた中等度の鎮静が適している．EMR，ESDのように深層まで剥離する必要があり，長時間に及ぶ処置の場合，深めの鎮静薬と十分な鎮痛薬を併用した深い鎮静が必要になる．特に，食道のESDのように絶対的な無動が必要になる場合，鎮静ではなく全身麻酔が必要になることもある．

● 内視鏡的逆行性胆管膵管造影（ERCP）

　　上部消化管内視鏡挿入の刺激に加え，後方斜視鏡を用いるため幽門通過の刺激が大きいこと，十二指腸に挿入したあと内視鏡のたわみをとる作業があること，内視鏡を入れたまま体位変換をすることがあるなど，通常の上部消化管内視鏡処置と異なる手順となる．さらに十二指腸乳頭にカニューレ挿入，胆管拡

張などの刺激もある．

　このように手技の刺激の大きさが刻々と変化し，必要とされる鎮静・鎮痛のレベルが変わるので，鎮静薬，鎮痛薬を巧みに調節することが必要となる．

● 下部消化管内視鏡

　上部消化管のような咽頭刺激はないので直腸までの挿入に刺激はほとんどない．しかし，その後，結腸内を腸管の壁を押しながら進んだり，腸管を拡張させループを形成して進んだりする必要がある．この作業がつらいこともあり，鎮静薬に鎮痛薬を併用した中等度の鎮静が必要になることがある．

　下部消化管でも組織生検，ポリープ切除，止血，EMR，ESDなどの処置が行われる．上部消化管同様，処置に伴う鎮静・鎮痛は，腸管の痛みに対する特性や処置による痛みの有無，検査・処置の時間，無動の必要性などを考慮に入れ，浅い鎮静から深い鎮静まで必要に応じて行うことになる．

- ☑ 鎮静・鎮痛は，単独薬剤でめざすのではなく，鎮静薬・鎮痛薬をバランスよく使用する．
- ☑ 検査・処置に伴うストレスポイント，種類，持続時間は，検査・処置により概ね決まっている．適切な鎮静・鎮痛は，検査・処置の理解からである．

〈中川雅史〉

文献

1) Katoh T & Ikeda K：The effects of fentanyl on sevoflurane requirements for loss of consciousness and skin incision. Anesthesiology, 88：18-24, 1998

第3章 様々な状況での鎮静・鎮痛

Q59 ①内視鏡検査室 鎮静・鎮痛実施，モニタリングはどのようにしますか？

　鎮静・鎮痛実施時のモニタリングには，**鎮静・鎮痛レベルのモニタリングと鎮静・鎮痛による生体反応のモニタリング**を行う必要がある．モニタリングの担当は，中等度の鎮静を計画した場合は，モニタリングをしながら中断可能な短時間の作業程度なら行ってもよいことになっている．深い鎮静を計画した場合，モニタリングに専念し，内視鏡手技に関連した作業の手伝いもしてはいけないとされている[1]．

　鎮静・鎮痛のレベルや生体反応の大きさは，投与した薬剤の量だけでなくストレスの大きさでも変わるので，手技に伴うストレスの大きさの理解は，ここでも重要になる．

◆鎮静・鎮痛レベルのモニタリング

　鎮静・鎮痛レベルの評価には，RASS（Richmond Agitation-Sedation Scale）[2]やOAA/S（Observer's Assessment of Alertness/Sedation）[3]などどのような指標も使用可能である．施設内で使用する指標を統一しておくことが重要である．Modified OAA/S scale（表1）という指標がよく使用されている[1]．4が中等度鎮静，2が深い鎮静の目標となる．

表1 ● Modified OAA/S scale

反応	Scale
興奮している	6
通常の呼びかけに普通に反応する（覚醒）	5
普通に呼びかけるとゆっくり反応する	4
大声，かつ/または，呼びかけをくり返したときのみ反応する	3
軽くつつくか，ゆすったときのみ反応する	2
軽くつつくか，ゆすった程度では反応しない	1
強い刺激でも反応しない	0

文献1より作成

◆ 生体反応のモニタリング

鎮静・鎮痛のレベル指標に反応性，気道，自発呼吸，心血管反応が用いられている[4]．これらは，鎮静・鎮痛に伴い変化する可能性があるので，継時的にモニタリングする必要がある．

● 心血管反応

心血管反応のモニターとして，心電図と血圧は，必須である．鎮静・鎮痛中の血行動態の安定性の確認だけでなく，鎮静・鎮痛の過不足に対する反応も確認することができる．

● パルスオキシメトリ（経皮動脈血酸素飽和度）

パルスオキシメトリは，連続的に動脈血酸素飽和度をモニターできる鎮静・鎮痛実施中には必須のモニターの1つである．酸素飽和度は，ヘモグロビン酸素飽和曲線の特性から100から90％になるまでの時間が長く，90％を割り込んでからの低下速度が速くなる．そのため**呼吸が維持されていることの確認には有効だが，呼吸抑制を早期に発見するという警報装置としては役に立たない**ことを理解しておく必要がある．

● カプノグラフィ（呼気二酸化炭素測定）

鎮静・鎮痛中の酸素飽和度の低下は，薬剤による呼吸抑制のために肺胞換気量が少なくなることが原因である．日本麻酔科学会から出された気道管理アルゴリズムにも換気の指標としてのカプノグラフィの重要性がうたわれている[5]．カプノグラフィを用いることで，呼吸数と呼吸の深さの評価ができるので，**呼吸抑制の早期発見に非常に有用**である．

AGAのガイドライン[4]では，深い鎮静での使用を勧めているが，カプノグラフ用のサンプリングポートの付いた酸素投与カニューラも普及しており，安全のためには鎮静・鎮痛を行う患者すべてでの使用が望ましい．

● IPI™ (Integrated Pulmonary Index)

呼気終末二酸化炭素濃度（$EtCO_2$），経皮的動脈血酸素飽和度（SpO_2），呼吸数（RR），心拍数（PR）を組み合わせて呼吸状態を判断するIPI™（表2）というものがある[6]．

● 体温

検査，処置が長時間化するに従って，患者の体温低下の問題が大きくなる．特に高齢者では，体温低下が問題となりやすいので，体温を連続モニターし，体温低下対策を十分に行うことが重要である．

表2 ● IPI™による鎮静・鎮痛時の呼吸状態の評価

IPI™値	患者状態
10	良好
8～9	正常範囲内
7	正常に近いが注意が必要
5～6	注意が必要．さらに治療介入が必要となる可能性があり
3～4	治療介入が必要
1～2	即時に治療介入が必要

Point

- ☑ モニタリングには，鎮静・鎮痛レベルのモニタリングと，鎮静・鎮痛による生体反応のモニタリングを行う必要がある．
- ☑ 鎮静・鎮痛レベルの指標には，種々のスケールが提唱されているが，施設内で統一さえすればどれを用いても大丈夫である．
- ☑ 鎮静・鎮痛に伴う酸素化の評価だけでなく換気の評価が重要になる．

〈中川雅史〉

文献

1) Cohen LB, et al：AGA Institute review of endoscopic sedation. Gastroenterology, 133：675-701, 2007
2) Sessler CN, et al：The Richmond Agitation-Sedation Scale: validity and reliability in adult intensive care unit patients. Am J Respir Crit Care Med, 166：1338-1344, 2002
3) Chernik DA, et al：Validity and reliability of the Observer's Assessment of Alertness/Sedation Scale: study with intravenous midazolam. J Clin Psychopharmacol, 10：244-251, 1990
4) American Society of Anesthesiologists Task Force on Sedation and Analgesia by Non-Anesthesiologists：Practice Guidelines for Sedation and Analgesia by Non-Anesthesiologists. Anesthesiology, 96：1004-1017, 2002
5) Japanese Society of Anesthesiologists：JSA airway management guideline 2014: to improve the safety of induction of anesthesia. J Anesth, 4：482-493, 2014
6) Berkenstadt H, et al：An evaluation of the Integrated Pulmonary Index (IPI) for the detection of respiratory events in sedated patients undergoing colonoscopy. J Clin Monit Comput, 26：177-181, 2012

Q60 ①内視鏡検査室 合併症にはどのようなものがありますか？

合併症には，**検査・手技に関連した合併症**と**鎮静・鎮痛に関連した合併症**がある．検査・手技に関連した合併症に関しては，専門書に譲るが，鎮静・鎮痛によりそれらの合併症により発生する症状の発現が遅れたり，不明瞭になったりする可能性があることに注意が必要である．

◆ 呼吸関連

鎮静薬，鎮痛薬ともに程度の差はあるが，容量依存性に呼吸抑制作用をもっている．また，薬剤感受性のばらつきが大きいため，通常量の薬剤が安全という保障もない．そのため前述したモニタリングが必要になる．

呼吸に関連した合併症としては，**上気道閉塞**と**呼吸抑制**があるが，どちらが先に発現するかは患者によってバラバラである．呼吸が残っている状態で上気道閉塞が発生すると，いびき，喘鳴などの呼吸性雑音が聴取できるようになる．上気道が完全閉塞した場合は，鎖骨上窩の吸気性の凹みが生じたり，喉頭が牽引されたりする（図）．

呼吸抑制は，上気道閉塞と違い静かに突然発症する．いびきなども呼吸が止まればなくなる．暗い内視鏡検査室で呼吸を観察することは困難なので，中等度以上の深い鎮静を行うときには，**カプノグラフィによる換気モニター**は，必

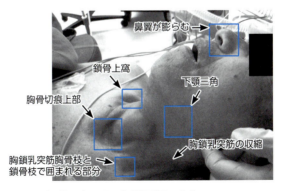

図 ● 上気道閉塞による気道周辺の変化
文献1より転載

157

須である．

　上気道閉塞に対しては，用手気道確保（可能であればtriple airway maneuver）や経口，経鼻のエアウェイで気道開放を試みるとともに呼吸の有無を確認する必要がある．多くの場合，気道開放の刺激や軽い呼びかけで呼吸を再開する．呼吸がなければ，バッグバルブマスクによる用手換気が必要になることもある．

◆ 循環関連

　鎮静薬，鎮痛薬ともに程度の差はあるが，容量依存性に循環抑制作用をもっている．処置前から痛みの強い患者や出血などで循環血液量の減少している患者の場合，鎮静・鎮痛による循環抑制が高度になり，**場合により循環虚脱から心停止に至る可能性もある**ので，状態の悪い患者には細心の注意が必要である．

　循環抑制が生じた場合には，十分補液，輸血を行うとともに昇圧薬などで対処する必要がある．

　薬剤に関連したものだけでなく，上部消化管内視鏡の場合，咽頭刺激などによる迷走神経反射から高度徐脈，心停止になることもあるので，**心電図による連続モニター**が大切である．

◆ その他

　薬剤その他の**アナフィラキシー**，**誤嚥**なども起こりうる合併症にあげられる．

Point

- ☑ 鎮静・鎮痛に伴う上気道閉塞，呼吸抑制は，生命にかかわる合併症であるので早期発見，早期対処が重要である．
- ☑ 鎮静・鎮痛に伴う循環抑制は，術前から血管内容量の減少を伴っている場合，強く表れることがあるので，特に注意が必要である．

〈中川雅史〉

文献
1）「ビジュアル救急必須手技ポケットマニュアル改訂版」（箕輪良行，児玉貴光／編），羊土社，2012

第3章 様々な状況での鎮静・鎮痛

❷カテーテル検査室
Q61 対象手技にはどのようなものがありますか？

　カテーテル検査室で行う手技は，X線透視下で行う血管を介した検査・治療である．検査は主に造影検査であるが，カテーテル治療は**IVR（interventional radiology）**とよばれ現在さかんに行われている．大腿動脈，上腕動脈などにシースを留置し，そこからカテーテルを挿入する．カテーテルから造影剤を注入し，さまざまな血管の狭窄，閉塞，出血，動脈瘤などの診断を行う．治療は造影検査に引き続いて，シースを通して各種のカテーテルおよびデバイスを挿入して行う．手技自体は，シースを挿入する部位の局所麻酔で行えるが，対象臓器が心臓，脳などの主要臓器であること，長時間に及ぶ場合があること，痛みを伴う場面もあること，など鎮静・鎮痛が必要な場合がある．

◆ 心臓カテーテル検査および治療

　心臓カテーテル検査は心疾患の確定診断などに必要な検査である．心臓，大血管の内腔に造影剤を注入し，内部構造に関する解剖学的診断を行うほか，血液の方向，量および速さなどの血行動態異常に関する診断などを行う．また，心腔内の心電図・ヒス束心電図測定などの電気生理学的検査も行う．検査は通常浅い鎮静で行われる．

　心臓カテーテル治療では，冠動脈に関しての治療は**PCI（percutaneous coronary intervention，経皮的冠動脈インターベンション）**とよばれており，バルーン拡張術，ステント留置術，ロータブレーター治療，血栓溶解療法などが行われている．不整脈に関する治療は，**経皮的カテーテル心筋焼灼術（カテーテルアブレーション）**とよばれ，電気生理学的検査の後に，不整脈の原因部位を高周波電流により熱凝固させ治療する．心房細動，心房粗動，発作性上室性頻拍，心房頻拍，心室頻拍，心室性期外収縮などが治療の対象となる．**ペースメーカー移植術**もカテーテル検査室で行う手技である．PCIでは痛みを伴う場面があったり，アブレーションでは手技が長時間に及んだり，ペースメーカー移植での手術の鎮痛など，治療では鎮静・鎮痛が必要なことが多い．

◆ 脳血管造影検査および脳血管内治療

　脳血管造影検査は，最近では頭部CTやMRI，MRAが主体となっているが，

脳動脈瘤の診断など詳細な血管の状態を把握するためには必要である．**DSA (digital subtraction angiography，デジタルサブトラクション血管造影)** により血管だけ浮かびあがった画像で診断する．通常，浅い鎮静のみで行われる．

　脳血管内治療は，X線透視下に血管内部から脳血管障害などを治療する手技である．開頭術と比べると手技自体の侵襲が極端に少ないが，患者が少しでも動くとDSAによる画像が乱れ，脳血管を損傷する恐れがあるので，通常全身麻酔で行われる．対象疾患には，塞栓術の対象となる脳動脈瘤，脳動静脈奇形，硬膜動静脈瘻，内頸動脈海綿静脈洞瘻などの出血性疾患がある．

◆ その他のカテーテル検査および治療

　心臓，脳以外での手技は大別すると，①出血性疾患の検査・治療，②閉塞性疾患の検査・治療，③癌などに対する治療（腫瘍IVR），に分けられる．
①外傷後の骨盤骨折，多発骨折，肝，脾損傷，消化管出血，産科出血，肺出血などの出血性疾患は塞栓術の対象である．術前の患者の状態によって鎮静は考慮すべきであろう．ショック状態であったり意識障害があれば鎮静を考慮しない．
②透析の内シャント狭窄症などの閉塞性疾患はバルーン拡張術の対象疾患であるが，バルーン拡張時に痛みを伴うことがあり鎮痛が必要になる．
③腫瘍IVRでは，肝癌などに対し，癌の栄養血管に選択的にカテーテルを挿入して行う塞栓術や，また抗がん剤を直接注入する動注療法が行われているが，浅い鎮静で施行可能である．

Point

- ☑ カテーテル検査室での対象手技は血管を介しての検査・治療である．心疾患，脳疾患に対する手技が多い．
- ☑ 一般に検査は浅い鎮静で行われるが，治療ではさらに深い鎮静が必要になる．緊急疾患では鎮静を行えない場合もある．

〈藤本一弘〉

第3章 様々な状況での鎮静・鎮痛

2 カテーテル検査室
鎮静・鎮痛前評価はどのようにしますか？

鎮静・鎮痛は全身麻酔と連続性があり，いつでも全身麻酔に移行する可能性があるので，前評価は全身麻酔のそれに準じたものになる．気道確保が必要になった場合のために，あらかじめ気道評価をしておく必要がある．

さらに，検査・治療の対象が心臓，脳など主要臓器であったり，外傷などによる出血性ショックであったりするなど重篤な場合も多い．鎮静・鎮痛前評価は，既往，心・肺・気道を中心とした前評価に加え，疾患に沿った前評価を行う必要がある．

◆一般的な鎮静・鎮痛前評価および注意点

●薬剤歴の聴取

病歴の聴取を行う．過去に全身麻酔や鎮静・鎮痛の経験があれば，そのときの薬剤，投与量，その効果，不具合などは参考になる．現在，使用している薬物療法を確認する．心・血管系の薬剤は継続すべきである．麻薬やベンゾジアゼピンを使用している患者は鎮静薬の必要量が多くなる傾向にある．薬剤などのアレルギーも確認する．特にカテーテル検査では，造影剤アレルギーの既往は重要である．

●心・肺・気道の評価

現病歴・身体所見では，手技中の合併症の多くは呼吸・循環障害であるから，心・肺・気道の評価が特に重要である．心臓については後述するような現病の把握をする．肺は喘息・COPDの有無，あれば治療薬の確認・継続，喫煙は咳・痰を増加させる要因になるので中止する．

●気道確保困難の予測

気道については，マスク換気，気管挿管困難を予測した評価をすることが重要である．マスク換気，気管挿管困難を可能性を予測する危険因子は，**Mallampati 分類 III or IV（図），46歳以上，頸部放射線後，頸部腫瘤，アゴひげの存在，男性，太い首，短い甲状オトガイ間距離，睡眠時無呼吸の診断，歯牙の存在，頸椎の不安定性や可動制限，BMI 30以上，下顎の下方移動制限展障害，**である[2]．気道確保困難が予想されれば，鎮静薬の制限，各種気道確保デバイ

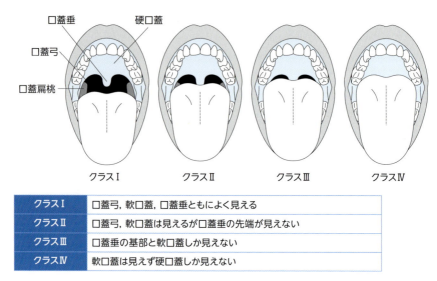

クラスⅠ	口蓋弓, 軟口蓋, 口蓋垂ともによく見える
クラスⅡ	口蓋弓, 軟口蓋は見えるが口蓋垂の先端が見えない
クラスⅢ	口蓋垂の基部と軟口蓋しか見えない
クラスⅣ	軟口蓋は見えず硬口蓋しか見えない

図 ● Mallampati分類
文献1より引用

表 ● 米国麻酔科学会による術前絶飲食ガイドラインのまとめ

摂取物	最小絶飲食期間
清澄水	2時間
母乳	4時間
調整粉乳	6時間
人工乳	6時間
軽食	6時間

文献3より引用

スの準備を考慮する．嘔吐・誤嚥を防ぐため，絶飲食の時間を確認する（表）．

● その他の注意点

　肝・腎不全では薬剤の代謝・排泄が遅延するので注意する．特に透析患者では薬剤効果が長引く．患者の精神状態，不安感が強いか，協調性が得られるかなども鎮静レベルを考慮する要因である．年齢も鎮静において重要な要素である．高齢者では30～50％薬剤を減量する必要がある．

◆ 疾患に沿った前評価および注意点

● 心臓カテーテル検査・治療の場合

対象患者は心疾患を抱えているので，疾患の重症度を評価する．適切な鎮静をしなければ，虚血性心疾患では血圧・心拍数の上昇から心筋酸素消費量が増加し，弁膜症では交感神経緊張による後負荷上昇で弁逆流の増加が起こり，不整脈も交感神経緊張により増加する．

● 脳血管の検査・治療の場合

患者は虚血性あるいは出血性の疾患を抱えている．

虚血性脳疾患では血圧低下，出血性疾患では血圧上昇に注意した鎮静を考慮する．

● 緊急の検査・治療の場合

急性冠症候群，脳血管障害，出血性ショックなどでは，可能なかぎり病歴を聴取し，急変に備えて気道の評価，絶飲食の確認を行う．絶食が守られていなければ，制吐薬（プリンペラン® 10 mg）と H_2 受容体拮抗薬（ガスター® 20 mg）の投与を考慮する[4]．

- ☑ 術前診察では，既往に加え心・肺・気道を中心とした評価を行う．
- ☑ 心・脳は，治療の対象疾患であるので，その病状・重要度を評価する．
- ☑ 緊急検査・治療でも，疾患の重症度に加え，気道・絶飲食の評価は必須である．

〈藤本一弘〉

文献

1) Mallampati SR, et al：A clinical sign to predict difficult tracheal intubation: a prospective study. Can Anaesth Soc J, 32：429-434, 1985
2) Japanese Society of Anesthesiologists：JSA airway management guideline 2014：to improve the safety of induction of anesthesia. J Anesth, 28：482-493, 2014
3) American Society of Anesthesiologists Task Force on Sedation and Analgesia by Non-Anesthesiologists：Practice Guidelines for Sedation and Analgesia by Non-Anesthesiologists. Anesthesiology, 96：1004-1017, 2002
4) Moran, et al：Sedation, Analgesia, and Local Anesthesia：A Review for General and Interventional Radiologists. Radiographics, 33：E47-E60, 2013

②カテーテル検査室 鎮静・鎮痛計画にはどのようなものがありますか？

◆ どのレベルの鎮静・鎮痛が必要であるか？

米国麻酔科学会（ASA）は，鎮静を**浅い鎮静，中等度鎮静，深鎮静，全身麻酔**，の4段階に分類している．今回の検査・治療にはどのレベルの鎮静を行うかを計画する．検査のみなら浅い鎮静でよいが，患者の不安が強い場合や，体動を抑制できない場合などでは中等度鎮静が必要になることもある．また，血圧・心拍数の増加が心疾患に悪影響を与える場合なども中等度鎮静を考慮する．

カテーテル治療では，痛みを伴う場面があったり，治療が長時間に及ぶことがあるので中等度以上の鎮静が必要になる場合も多い．わずかな体動でも治療の妨げになる場合（脳血管内治療など）は，初めから全身麻酔を計画する．

◆ 使用する鎮静・鎮痛薬の選択，拮抗薬の準備

目的とする鎮静・鎮痛レベルを達成するための薬剤の選択，投与量などを計画する（薬剤の詳細は**Q64**参照）．術前評価に基づいた投与量を考慮する．年齢，心・肝・腎機能，患者の状態（全身状態，精神状態，意識状態など）により，投与量を調節しなければならない．また，過度に鎮静・鎮痛が起こってしまった場合の拮抗薬を準備する．

◆ スタッフに必要な知識・技術

患者管理の総責任者は術者であるが，すべてを管理するのは難しいので**鎮静担当者**を決めておく．鎮静担当者は鎮静の深度を把握しながら，呼吸・循環を監視し，急変に早期に対応できるようにする．鎮静担当者は，使用する薬剤と副作用に対する知識と対処法を身につけていなければならない．一次救命処置（BLS）ができることが必須である．深い鎮静を行う場合には，二次救命処置（ACLS）ができる人が必要である．

◆ 術前管理（継続薬剤，前投薬，術前絶飲食）

患者の内服薬は継続すべきか，病棟からの前投薬は必要か決定する．患者の精神状態によっては病棟からミダゾラムあるいはペンタゾシンを筋注していく

こともある．誤嚥を避けるため術前の絶飲食を守らなければならない（Q62参照）．

◆ 輸液・酸素の投与

輸液ルートは鎮静・鎮痛薬投与のため，循環系の薬剤投与のため，緊急気管挿管に必要な薬剤投与のため必要である．通常，細胞外液を投与する．低酸素状態になった場合のための検査室内の酸素投与システムを確認する．経鼻カニューレか中濃度酸素マスクを準備する．

◆ 緊急薬剤，装置

緊急カートの中身を把握しておく．アドレナリン，エフェドリン，アトロピンなどの緊急薬剤，経口・経鼻エアウェイ，バックバルブマスク，喉頭鏡，気管チューブ，ラリンジアルマスクなどの気道管理器具は特に重要である．除細動器もすぐにアクセスできる状態か確認する．

Point
- ☑ 鎮静・鎮痛計画では，鎮静レベル，薬剤，投与量などを計画する．
- ☑ 絶飲食を含めた患者の術前管理を行う．
- ☑ スタッフ，薬剤・機材の確認を行う．

〈藤本一弘〉

第3章 様々な状況での鎮静・鎮痛

Q64 2 カテーテル検査室
鎮静・鎮痛実施，モニタリングはどのようにしますか？

Answer

◆ 使用する鎮静・鎮痛薬

● 鎮静薬の種類と特徴

鎮静薬では，抗不安，健忘作用を有し，循環抑制が少ないことからベンゾジアゼピン系薬剤，中でも短時間作用性のミダゾラムが多く使用される．

ミダゾラム（ドルミカム®，ミダゾラム®）－水溶性であり血管痛がほとんどなく，短時間作用型で使いやすい．鎮静を維持するには追加投与が必要になる．鎮痛作用はないので疼痛に対しての追加投与は避ける．中枢性呼吸抑制は容量依存性にあるが臨床上問題にならない．しかし麻薬と合わさると呼吸抑制は起こりやすい．高齢者や肥満患者では効果が2倍に延長する．血圧低下は少ないが，もともと血圧の低い患者では血圧低下を引き起こす．

その他のベンゾジアゼピン系薬剤としては**ジアゼパム（ホリゾン®，セルシン®）**も使用されたが，作用時間がミダゾラムより長く調節しにくいため，鎮静にはあまり使われなくなった．抗けいれん薬としてはしばしば使われる．非水溶性であり静脈注射により痛みを生じ，局所発赤・静脈炎を起こすこともある．呼吸抑制・循環抑制はミダゾラムより少ない．

最近適応拡大され，鎮静にも使用できる**デクスメデトミジン（プレセデックス®）**はα₂受容体刺激薬でありカテーテル検査・治療でも使用されている．持続投与する必要があり血中濃度が目標値に達するのに時間がかかる．短時間の処置には向かないが，長時間に及ぶ検査・治療には有用である．鎮静作用が発現しても呼吸抑制があまりなく気道も開通する．弱い鎮痛作用も併せもつ．血圧低下・徐脈が起こる．

静脈麻酔薬の**プロポフォール（ディプリバン®）**は作用発現が早く，短時間作用で，滴定が容易であり，全身麻酔に主に使用されている．呼吸抑制，気道反射抑制が強く，気道確保が必要となるので鎮静には使用しにくい．

● 鎮痛薬の種類と特徴

鎮痛薬としては，国内では麻薬の使用は敬遠され，麻薬拮抗性鎮痛薬のペンタゾシンが主に使用されている．**ペンタゾシン（ペンタジン®，ソセゴン®）**

はオピオイド受容体のκの刺激薬であり，μには拮抗，または部分刺激薬として働く．交感神経刺激作用があり，血圧・心拍数が上昇する．呼吸抑制は麻薬より少ない．

代表的麻薬である**モルヒネ**はカテーテル検査・治療関連では，心筋梗塞の初期対応（MONA：morphine, oxygen, nitrate, aspirin）で鎮痛，酸素消費量低下，前・後負荷軽減のため使用される．前・後負荷軽減はヒスタミン放出による血管拡張のためである．

フェンタニルは作用時間が短く麻酔科医にとっては使いやすい麻薬であるが，呼吸抑制が強く，麻薬であることなどからカテーテル検査室で使われることはあまりない．

◆ 鎮静薬，鎮痛薬投与の原則

鎮静薬は鎮静を目的とするものであり，痛みのある患者に鎮静薬を追加投与すると，脱抑制で却って不穏・体動が増強し，検査・治療が進行できなくなる．したがって，**鎮静薬と鎮痛薬のコンビネーション**でうまく患者を管理することが大切である．

また，**過鎮静にしないための工夫**も必要である．①少量の投与から始める（ミダゾラムなら初回投与は1～2 mg），②薬剤の作用発現時間を考えゆっくり滴定投与する，③多剤を同時投与しない（ミダゾラムとペンタゾシンを同時に投与しない），④高齢者，循環虚脱患者などでは投与量を調整する，などの配慮が必要である[1]．

◆ 鎮静の追加・変更

鎮静が浅すぎたり深すぎたりした場合，すみやかに術者に報告し方針を決定する．患者の不安が強い，体動が抑制されない，逆に気道閉塞が起きている，など鎮静レベルの変更が必要になることもある．鎮静薬の追加投与は前述のように過鎮静を避けた投与を行う．

急速に鎮静レベルを下げなければならないとき（気道確保困難でSpO_2が低下している，不穏で暴れており危険な状況であるなど）は，拮抗薬（ベンゾジアゼピンに対しフルマゼニル，麻薬に対しナロキソン）が必要になることもある．

◆ モニタリング

手技を行っている術者が患者の鎮静をすべて管理することは困難である．そ

のため,外周りのスタッフ(他の医師,研修医,看護師など)が鎮静担当者となることが多い.

まず**五感に基づいた患者監視**を行う.口頭指令に対して反応するか,痛みに対する反応,自発呼吸は保たれているか(上気道閉塞,シーソー呼吸になっていないか),皮膚・粘膜の色(チアノーゼとなっていないか)など,適時観察する.

機器によるモニターでは,**中等度の鎮静以下**では**パルスオキシメトリー,血圧・心拍数**(5分間隔で測定),**心電図**をモニターする.鎮静担当者が患者から離れる場合は,呼気二酸化炭素のモニタリングを行う(しかし,現状では呼気二酸化炭素のモニターは完備されていないことも多い).

鎮静担当者は,患者がいったん安定すれば,比較的重要でない中断可能な仕事を手伝ってもよいとされるが,深い鎮静においては集中してモニタリングをすべきであるとされている.

深鎮静以上になると,全身麻酔で使用するモニター(上記に加え,カプノグラフ,呼気/吸気中の麻酔ガス濃度,回路内低圧アラーム,換気量モニター)が必要になる.

表 ● Aldrete スコア

評価項目		スコア
運動能力 (自発的または指示により動くことができる)	四肢すべて	2
	二肢	1
	なし	0
呼吸	深呼吸や咳が自由にできる	2
	呼吸困難,浅いまたは抑制された呼吸/頻呼吸	1
	無呼吸/人工呼吸	0
循環 (術前の血圧　mmHg)	鎮静前と比較し,血圧±20％の変化	2
	鎮静前と比較し,血圧±20〜49％の変化	1
	鎮静前と比較し,血圧±50％の変化	0
意識レベル	完全に覚醒している	2
	呼びかけに対して反応する	1
	無反応	0
SpO_2	ルームエアーで>92％	2
	>90％維持するのに酸素が必要	1
	酸素投与下で<90％	0

文献2より引用

◆ 術後のモニタリング

　手技遂行のための鎮静であるが，侵襲終了後は必要以上の鎮静となっていることもある．意識状態が元に戻るまで手技中と同様のモニターを15分ごと，最後の薬物投与から最低30分は行う．手技中に拮抗薬を投与された場合は，拮抗薬の効果がなくなる時間（1.5～2時間）はモニターする．Aldreteスコアは退室基準として有用であり，9点以上で退室が可能となる[2]（表）．

Point

- ☑ 鎮静・鎮痛にはミダゾラム，ペンタゾシンを使用し，2剤のコンビネーション，滴定投与を心がける．
- ☑ モニタリングは外回りのスタッフが行い，視診などの五感に基づいた観察の他，パルスオキシメトリー，血圧・心拍数，心電図をモニターする．
- ☑ 手技終了後も元の意識状態に戻るまでモニターを行う．

〈藤本一弘〉

文献

1）「鎮静法ハンドブック」（飯島毅彦，上農喜朗/監訳），メディカル・サイエンス・インターナショナル，2014
2）Aldrete JA & Kroulik D：A postanesthetic recovery score. Anesth Analg, 49：924-934, 1970

Q65 ２カテーテル検査室
合併症にはどのようなものがありますか？

Answer

◆ 過度の鎮静

鎮静の目標レベルは"中等度の鎮静"である．**深鎮静が起これば，このこと自体を合併症と考えるべきである．**深鎮静では，気道閉塞，低換気，循環の不安定さの危険性が増す．深鎮静では他の仕事についていない，訓練された鎮静担当者が患者についていなければならない[1]．

◆ 呼吸器系合併症

●気道閉塞

最も多くの低酸素血症の原因は気道閉塞である．咽頭筋群の弛緩が舌根沈下などを引き起こし上気道閉塞となる．睡眠無呼吸症候群や肥満患者では低いレベルの鎮静でも起こりやすい．モニター上徐々にSpO_2が低下し，引き続いていびきとなり，呼吸音の完全消失が起きる．いきなり気道閉塞する場合もある．観察上は上気道閉塞ではシーソー呼吸となることで気づかれる．呼気二酸化炭素モニターがあればさらに発見が早くなる．

通常は，上気道閉塞はtriple airway maneuver（頭部後屈，顎先挙上，開口）により容易に解除される．経口または経鼻エアウェイも有用であるが，経口エアウェイは咽頭反射が強いと使用しにくい．経鼻エアウェイは鼻腔挿入時に痛みがあることと鼻出血に気をつければ有用である．

酸素投与をすれば，気道がわずかでも開通していれば低酸素血症にはなりにくいが，逆にSpO_2のみを指標とすると，酸素投与は気道閉塞の発見を遅らせるので注意が必要である．

気道閉塞を起こさないためには，薬剤の滴定投与，あるいは投与中止によって鎮静レベルを下げる．緊急に鎮静レベルを下げる必要がある場合は，拮抗薬を投与する．

痛みによりさらなる鎮静が必要と思える場合は，局所麻酔薬を追加したり，鎮痛薬を投与するなどして痛みをとることに努める．

●低換気

気道が開通していても，換気量が低下すれば低酸素血症となる．高い二酸化

炭素濃度や低い酸素濃度が呼吸中枢を刺激するが，麻薬は呼吸中枢の反応を鈍くする．さらにベンゾジアゼピンが加わると呼吸抑制が増強する．

　中等度の鎮静であれば，呼吸抑制があっても深呼吸を促すことで低酸素は解消されるが，深鎮静での呼吸抑制ではマスク換気をしなければならないこともある．深鎮静ではマスク換気ができるスタッフがついている必要がある．このとき，気道確保ができなければ拮抗薬の投与を余儀なくされる．気道管理が難しくても鎮静が必要なときは気管挿管を考慮する．

● **誤嚥**

　フルストマックで中等度・深鎮静を行うと誤嚥のリスクが増す．誤嚥の危険性がある患者は，鎮静を避けるか，逆にしっかりと気道確保できる全身麻酔を選択する．

◆ 循環系合併症

● **低血圧**

　低血圧に陥った場合は，**手技によるものなのか，過鎮静のためか**判断しなければならない．手技の合併症であれば，**出血，迷走神経反射，造影剤によるアナフィラキシー，敗血症**などが考えられる．これらの合併症は迅速に判断し対処すべきである．

　通常鎮静によって低血圧は起こらないが，もともと循環が不安定な患者では起こりうる．**心筋梗塞，くも膜下出血，出血性ショック患者**などでは，過度の交感神経緊張によってかろうじて保たれていた血圧が鎮静薬によって緊張解除され血圧が低下する．

　低血圧ではすべての患者に酸素を投与し，エフェドリン，フェニレフリンなどの昇圧薬投与と同時に細胞外液（晶質液，膠質液）の急速輸液を行う．場合によっては鎮静を行わないという選択も必要である．鎮静で低血圧となる患者はもともと状態がよくないので，早めに対応できる医師を集める．

● **高血圧**

　処置に対する鎮痛が適切に行われていなければ，高血圧となる場合がある．異常な高血圧は，心血管系の負担となり，出血性疾患であれば出血を増す．すみやかに適切な鎮痛（局所麻酔薬や鎮痛薬の追加）や降圧薬によりコントロールする必要がある．

● **不整脈**

　もともと不整脈を有している患者は，交感神経緊張により不整脈が増加する

場合がある．適切な鎮静により，患者の緊張を和らげる．

Point

- ☑ 合併症には過度の鎮静，呼吸器系合併症，循環系合併症がある．
- ☑ 最も多いのは気道閉塞であり，triple airway maneuver（頭部後屈，顎先挙上，開口）で対応する．
- ☑ 低血圧は手技に関係したものである可能性もあり，迅速な鑑別が必要である．

〈藤本一弘〉

文献

1) Martin ML & Lennox PH：Sedation and analgesia in the interventional radiology department. J Vasc Interv Radiol, 14：1119-1128, 2003

第3章 様々な状況での鎮静・鎮痛

❸集中治療室
必要な病態にはどのようなものがありますか？

　呼吸不全／人工呼吸管理，ショック，術後管理，敗血症，心不全，重症外傷，痙攣重積，広範囲熱傷など多岐にわたり，集中治療室に入室する患者は，ほぼ全員が鎮静・鎮痛の対象となりうる．特に重症病態の急性期は，気管挿管を含め各種チューブ類・カテーテル挿入など侵襲を伴う処置を行うことが多いため，鎮痛・鎮静は，集中治療室では日常的に行う医療行為の1つである．

　集中治療室で行う鎮静・鎮痛の特徴は，

　①バイタルサインなどのモニタリングが行いやすい環境であること
　②確実な気道確保が行われていることが多いこと
　③鎮静・鎮痛を行う期間が比較的長いこと

などがあげられる．内科系・外科系にかかわらず集中治療室の患者が"痛み"を訴えれば"痛み"が存在することを認識すべきで，鎮静・鎮痛管理の最初のステップとして**疼痛コントロール**は非常に重要である．

　また，鎮静の目的として，①患者の快適性・安全性の確保，②酸素消費量の軽減，③換気の改善などがあげられているが，J-PADガイドラインのなかでは，**まずは鎮痛ありきで，過剰鎮静は予後不良と関連があるため鎮静薬は必要最小限にする管理方法が推奨されている**[1]．ただし，痙攣重積，頭蓋内圧亢進，心

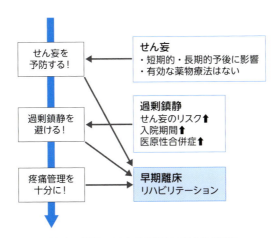

図1 ● 鎮痛・鎮静・せん妄管理の総合的戦略

筋虚血急性期，くも膜下出血の再破裂予防，重症呼吸不全の急性期，筋弛緩薬投与時などでは，深い鎮静レベルを必要とするため注意が必要である．

集中治療における鎮静・鎮痛は，ABCDEバンドル[2]に代表されるように，せん妄の管理まで含めた総合的な戦略が必要で[3]（図），多職種間の共通認識がより重要となる．

Point
- ☑ 集中治療室ではすべての患者が鎮静・鎮痛の対象である．
- ☑ まずは"痛み"をコントロールするところからはじめる！

〈後藤安宣〉

3 集中治療室
Q67 鎮静・鎮痛前評価はどのようにしますか？

　集中治療の対象となる患者に鎮静・鎮痛するときには，全身麻酔時の術前評価とほぼ同じ項目についてチェックする必要がある[4]．特に，気道確保・呼吸器系，循環器系，アレルギーの有無などは必須で，加えて痛みの程度もスコアを用いて評価する．鎮静前評価を，治療対象となる「疾患・病態の重症度」と「患者側の因子」の2つの視点から考えてみる．

◆ 疾患・病態の重症度

　集中治療の対象となる患者は全身状態が不良であることは少なくない．痛みの程度，血圧や心拍数，呼吸数，意識レベルなどのバイタルサインをはじめ，**A・気道，B・呼吸，C・循環，D・中枢神経**にかかわる情報をすみやかに収集する．SpO_2の値だけでなく努力様呼吸・呼吸補助筋の使用の有無，X線やCTなどの画像，すでに投与された輸液量や投薬内容，肝機能・腎機能低下，会話可能か，不穏の有無などから判断される．臓器障害の重症度が，鎮静・鎮痛の薬剤選択や投与量などに影響する．

　重要なことは，**バイタルサインの安定化，いわゆる蘇生が最優先であり，鎮静・鎮痛を優先すべきではない**ことである[5]．安易な鎮静薬の投与が状況をより悪くすることが多いため，慎重に行うべきである．

◆ 患者側の因子

　年齢，肥満度，上気道閉塞のリスク（睡眠時無呼吸症候群など）や治療歴（放射線治療や手術歴），心疾患・肺疾患の既往や投薬状況などが影響する．高齢者や低栄養状態では，薬剤の効果がより強くみられることがあるため，ときに昇圧剤も必要である．特に，**高いBMIや上気道の解剖異常**などは，**気道確保困難**の危険因子であるため，DAM（difficult airway management）に精通していることが望ましい．また，**せん妄**がアウトカムを悪化させると報告され[3][6][7]，鎮静期間が長くなることが多い集中治療室では，せん妄のリスク評価を行ったうえで発症の予防に努める必要がある．

- ☑ 全身麻酔の術前評価項目を参考に．
- ☑ 気道確保・呼吸管理方法のチェックは最重要！

〈後藤安宣〉

第3章 様々な状況での鎮静・鎮痛

Q68 ③集中治療室
鎮静・鎮痛前計画はどのようにしますか？

Answer

集中治療に関する鎮静・鎮痛のポイントは，以下の4点である．

◆ 目標とする鎮静レベルの決定

過鎮静は，せん妄のリスク，人工呼吸期間・ICU入室日数の延長などと関連がある．一方，近年**浅い鎮静レベルを維持することが，せん妄予防や機能予後・生命予後の改善に有効**であり[1)3)]，"隙あらば浅く"という考え方が広まりつつある．深鎮静が必要な病態もあるが，患者の病態に応じて目標とする適切な鎮静レベルを，RASS（Richmond Agitation-Sedation Scale）のような鎮静スケール（**第1章-③-Q18参照**）を用いて，スタッフ間で共有することが重要である．浅い鎮静レベルとしてRASS 0〜-2を目標にすることが多いが，スケールの評価に対する訓練と教育が大事になってくる．

◆ まずは鎮痛！

痛みの有無や程度を確認することからはじまる．痛みを訴えることが可能であればVAS（visual analogue scale）やNRS（numeric rating scale）を使用し，それぞれ3以下を目標として鎮痛薬の調整を適宜行う（**第1章-③-Q20参照**）．痛みを訴えることができない患者に対しては，客観的スコアとしてCPOT（Critical-Care Pain Observation Tool）やBPS（behavioral pain scale）などを用いる（**第1章-③-Q20参照**）．

外傷や術後患者では，十分な鎮痛薬が必須である．一方，呼吸不全など内科系疾患でも気管チューブの刺激や体動の制限などが痛みとして認識されることがある．J-PADガイドラインでも，まずはオピオイドの静脈内投与が推奨されている[1)]．

◆ 必要時に鎮静追加

J-PADガイドラインで推奨されている"鎮静レベルを可能な限り浅く"するためには，鎮痛コントロールが十分であれば鎮静薬の投与は必ずしも必要ではない．しかし，適切な疼痛管理のもとでも不快や不安状態が持続する症例には，状況に応じた鎮静薬を選択し，鎮静を考慮する[1)]．

◆ 滴定投与

　目標とする鎮静レベル達成のために，状態の変化に伴い，投与量の細かな調節が必要になる．各施設でプロトコールを作成・導入することも推奨されている．

Point
- ☑ 目標とする鎮静レベルを決定し，スタッフ間で共通認識をもつ．
- ☑ まずは疼痛管理，鎮静は最小限で．
- ☑ 投与量を滴定し最適な鎮静レベルへ！

〈後藤安宣〉

第3章 様々な状況での鎮静・鎮痛

Q69 ③集中治療室
鎮静・鎮痛実施, モニタリングはどのようにしますか?

　集中治療室ではバイタルサインをはじめ, 使用できるモニタリング機器は多数存在するが, その機器に精通していること, そのデータが意味することを解釈できることが求められる.

　鎮静・鎮痛時に最も恐れることは気道閉塞と呼吸抑制であり[8], **最も適したモニタリングは視診と聴診, および呼吸数**で, 可能であればカプノグラフィを用いた呼気二酸化炭素濃度測定が推奨されている.

　パルスオキシメーターの値は, 低酸素血症の早期発見には有用であるが, 気道開通や呼吸抑制の有無を反映しているモニタリングではない. 酸素化と換気はそれぞれ別々に評価すべきである[5,8]. モニター画面上に呼吸数を表示できるシステムもあるが, 胸壁に貼る電極の位置などの影響を受けたりするので, その数値の信憑性には疑問が残る. ASA(米国麻酔科学会)では, どのような状況で鎮静を行うにしても, **カプノグラフィのモニタリング**を推奨している. 潜在する低換気を発見できるモニタリングはカプノグラフィのみであり[5], 呼吸の有無をチェックできる客観的な指標として有用である. 指示に対する口頭での反応や発語は, 意識レベルのモニタリングと同時に患者が呼吸していることを意味する.

　実際は, まずはオピオイドとしてフェンタニルの持続静脈内投与を開始する. バイタルサイン, 疼痛を再評価し適宜投与量を調節する. 鎮痛薬だけで安定せず不快や不穏などを認める場合, 鎮静薬の追加を考慮する. デクスメデトミジンは深鎮静時には不向きな鎮静薬であり, もっぱら浅い鎮静を目標とするときに投与が検討されることが多い. 中等度〜深鎮静を目標とするならプロポフォールもしくはミダゾラムが選択されるが, いずれも呼吸抑制に注意が必要である. せん妄発症のリスクなどから非ベンゾジアゼピン系薬剤の使用が推奨されているが, 状況に応じて使い分けることが重要である[1].

- ☑ 気道閉塞と呼吸抑制は最大限注意を払う.
- ☑ 可能ならカプノグラフィでモニタリングを実施する.

〈後藤安宣〉

Q70 ③集中治療室 合併症にはどのようなものがありますか?

Answer

鎮静・鎮痛にかかわる合併症は多数あげられる（表1, 2）が，気道閉塞・呼吸抑制，血圧低下，せん妄などが重要である．

◆ 呼吸抑制

鎮静薬・鎮痛薬は呼吸抑制作用をもつものが多い．これらの薬剤を併用することで相互作用により呼吸抑制作用は強まる．また，中等度以上の鎮静状態では容易に舌根沈下をきたし，咽頭部の組織の緊張低下により気道閉塞のリスクは上昇する．さらに呼吸ドライブの抑制，二酸化炭素に対する換気応答の低下などから低換気をきたしやすい[5]．**気道確保がされていないときには，気道・呼吸管理に専従できるスタッフを確保することも考慮する．**

◆ 血圧低下

ベンゾジアゼピン系薬剤も血圧低下をきたすことはある．プロポフォールは

表1 ● 鎮静・鎮痛の合併症

呼吸器系	呼吸抑制，低酸素血症，喉頭痙攣，気管支痙攣，気道閉塞，誤嚥など
心血管系	低血圧，高血圧，頻脈，徐脈，不整脈
消化器系	悪心・嘔吐，便秘など
その他	せん妄，プロポフォール注入症候群

表2 ● 薬剤別の主な副作用

	主な副作用			
	呼吸抑制	血圧低下	せん妄のリスク	その他
ベンゾジアゼピン系	あり	（あり）	あり	離脱症状耐性
プロポフォール	あり	あり		PRIS
デクスメデトミジン		あり		徐脈，高血圧
フェンタニル	あり		あり	筋硬直
モルヒネ	あり	あり	あり	徐脈，気管支痙攣

PRIS：propofol infusion syndrome（プロポフォール注入症候群）

容量依存性の低血圧をきたすため，血行動態が安定していないときには，投与量を減らすか，もしくは投与を避ける．急性期には循環血液量が不足している場合が多く，交感神経の緊張度低下による血管拡張などの影響で予想以上に血圧低下をきたすことがあるので，少量を分割投与して焦らずにゆっくりと時間をかけることも重要であるが，血管収縮薬を使用してもよい．

◆ せん妄

せん妄は短期的予後，長期的・機能的予後の悪化に影響する[3)6)7)]．せん妄発症の危険因子となる代表的な薬剤としてオピオイド，ベンゾジアゼピン系鎮静薬があげられる．**せん妄治療に対するエビデンスのある薬剤はないため，予防することが重要**で，CAM-ICU（Confusion Assessment Method for the Intensive Care Unit）などのツールを用いて評価し，非ベンゾジアゼピン系薬剤の使用や，早期離床やリハビリテーションを導入することが推奨されている[1)2)]．

- ☑ 気道閉塞・呼吸抑制は要注意．疑わしきは気道確保優先！
- ☑ せん妄はアウトカム悪化に影響する．治療よりも予防！

〈後藤安宣〉

第3章-③-Q66〜70の文献

1) 日本集中治療医学会J-PADガイドライン作成委員会：日本版・集中治療室における成人重症患者に対する痛み・不穏・せん妄管理のための臨床ガイドライン．日集中医誌，21：539-579, 2014
2) Morandi A, et al：Sedation, delirium and mechanical ventilation: the 'ABCDE' approach. Curr Opin Crit Care, 17：43-49, 2011
3) Reade MC & Finfer S：Sedation and delirium in the intensive care unit. N Engl J Med, 370：444-454, 2014
4) 上嶋浩順，磨田裕：鎮静の評価．臨床麻酔，38：1658-1663, 2014
5) 「鎮静法ハンドブック―中等度・深鎮静の安全な管理のために―」(飯島毅彦，上農喜朗/監訳), メディカルサイエンスインターナショナル，2014
6) Ely EW, et al：Delirium as a predictor of mortality in mechanically ventilated patients in the intensive care unit. JAMA 291：1753-1762, 2004
7) Pandharipande PP, et al：Long-term cognitive impairment after critical illness. N Eng J Med, 369：1306-1316, 2013
8) American Society of Anesthesiologists Task Force on Sedation and Analgesia by Non-Anesthesiologists：Practice Guidelines for Sedation and Analgesia by Non-Anesthesiologists. Anesthesiology, 96：1004-1017, 2002

第3章 様々な状況での鎮静・鎮痛

Q71 ④救急部 対象手技にはどのようなものがありますか？

Answer

　　　救急部における処置や治療，検査は何らかの苦痛を伴うため，**鎮静・鎮痛を考慮すべきケースが多い**．処置などに伴う患者の痛みや不安をとり除き，かつその行為を円滑に行うことが目的である．救急部での鎮静・鎮痛の対象手技一覧を表に示す．対象となる手技は多岐にわたる．

◆ 対象手技による違い

　内視鏡検査の場合と過換気発作が対象になった場合，対応はもちろん異なる．必要とされる鎮静・鎮痛のレベルは対象手技により異なり，鎮静・鎮痛の方法も異なる．

　救急部で鎮静・鎮痛が必要となる状態で多いものの1つとして，脱臼や骨折の徒手整復があげられる．同じ整復だとしても部位や傷病の程度によって鎮静・鎮痛の方法は変わる．例えば橈骨遠位端骨折の整復なら軽度の鎮静・鎮痛ですむであろうが，股関節の後方脱臼の整復の場合，体格のよい患者に対しては筋弛緩薬を併用した全身麻酔が必要となる．

　鎮痛ができていれば，鎮静は不要のこともあり，局所の神経ブロックや硬膜外麻酔が有用なケースもある．対象手技は多岐にわたり，おのおのの手技について侵襲の程度を理解していなければならない．対象患者は安定している場合もあれば緊急を要する場合もある．**鎮静と鎮痛それぞれのニーズを十分に把握し，患者の状態に合わせたバランスのよい管理を心がけるべきである．**

表 ● 救急部での鎮静・鎮痛の対象手技

安静を要する治療	体外循環のカテーテル挿入，中心静脈カテーテル挿入，心血管インターベンション，切開・排膿，開放創の洗浄，創の縫合，脱臼の整復，骨折の徒手整復，胸腔ドレーン挿入，熱傷の創洗浄
安静を要する検査	CT，MRI，消化管内視鏡，呼吸器内視鏡
疼痛管理，健忘目的	カルディオバージョン
精神科領域	過換気，不穏，興奮

- 救急部での処置や検査，治療は苦痛を伴うため，鎮静・鎮痛を考慮すべきである．
- 求められる鎮静・鎮痛のレベルは対象手技や患者状態により異なる．

〈鈴木光洋，松島久雄〉

文献
1) Elkhodair SM, et al：Emergency department procedural sedation: the London experience. Eur J Emerg Med, 22：407-412, 2015

第3章 様々な状況での鎮静・鎮痛

Q72 ④救急部
鎮静・鎮痛前評価はどのようにしますか？

Answer

　救急部における鎮静・鎮痛の前評価はいくつかの段階を踏む必要がある．例えば緊張性気胸では救命のために治療を優先すべきであり，一刻も早いドレナージが必要となる．患者の不安は非常に強いがバイタルは不安定であり鎮静・鎮痛をためらう状況も多い．しかしながら，緊急を要する状況であるからこそ，患者側からは質の高い鎮静・鎮痛が求められる．**まずは前評価として，鎮静・鎮痛を実施するかどうかを判断しなければならない．次に鎮静・鎮痛に伴う合併症を防ぐため，Airway，Breathing，Circulation（ABC）を迅速に評価することが重要である．**本稿は救急部での鎮静・鎮痛を想定している．時間的余裕がある場合は通常の鎮静・鎮痛の稿（第2章-7）を参照されたい．

◆合併症を防ぐためのチェックポイント

　救急部で短時間にチェックできるポイントを以下の表にまとめた．これらは救急部における重症患者のルーチン対応とさほど変わらないはずである．鎮静・鎮痛が必要と評価した時点で，ABCを迅速に評価し実施計画に移る．評価の段階で異常が認められた場合，対応するための準備や人員の追加を検討しなければならない．**特に強調されるべきは気道評価である．前評価で気道確保困難と予測されなかったとしても，気道確保に必要な準備はしておくべきである．**

表　救急部における鎮静・鎮痛前評価のポイント

Airway	・歯の異常：上顎切歯が長い，ぐらつきのある歯がある ・口の異常：開口時上下切歯間距離3cm以下，口腔内の外傷・出血，舌の異常，下顎が小さい ・頸の異常：太い，短い，可動性が悪い，輪状甲状靭帯を触れない
Breathing	・視診：頸静脈怒張，頻呼吸，胸郭のフレイリング ・聴診：CrackleやWheeze，呼吸音減弱と左右差 ・触診：皮下気腫，気管の偏位，胸郭動揺 ・モニター：パルスオキシメータ（SpO_2），カプノメータ（$EtCO_2$） ・既往歴：気管支喘息，慢性閉塞性肺疾患など
Circulation	・ショックの有無：湿潤，冷感，心拍数，外出血，血圧（ショックがあれば原因推定し対応） ・心臓エコー：ボリュームの評価や心室壁運動評価，弁膜症の有無 ・確保できているルートの数，太さ

◆前評価での注意事項

　鎮静・鎮痛後は問診が十分にできなくなる．少しでも時間の猶予がある場合には，必要な情報はあらかじめ入手しておくことも忘れてはならない．本人から聴取できない場合，家族のみならず救急隊や入所施設のスタッフから情報収集をすることもある．

　救急部での鎮静・鎮痛においては，複数の研究で絶食時間と嘔吐，誤嚥に関連がないことが示されている．**しかし絶食時間が長かったとしても，重症患者では腸管蠕動が低下しているため，救急部では常にフルストマックであると評価すべきである．**

Point

- ☑ 救急部では鎮痛・鎮静を実施するかどうかを最初に評価する．
- ☑ 短時間でABCを評価して実施計画を立てる．
- ☑ 特に気道の評価は重要で，あらかじめ気道確保の準備をしておく．
- ☑ 評価の段階でフルストマックであると常に意識して対応すべきである．

〈鈴木光洋，松島久雄〉

文献

1) American Society of Anesthesiologists Task Force on Sedation and Analgesia by Non-Anesthesiologists：Practice guidelines for sedation and analgesia by non-anesthesiologists. Anesthesiology, 96：1004-1017, 2002
2) O'Connor RE, et al：Procedural sedation and analgesia in the emergency department: recommendations for physician credentialing, privileging, and practice. Ann Emerg Med, 58：365-370, 2011
3) 中川雅史：Difficult Airway Management(DAM)スタンダード．日本臨床麻酔学会雑誌, 29：780-787, 2009
4) Godwin SA, et al：Clinical policy: procedural sedation and analgesia in the emergency department. Ann Emerg Med, 63：247-58.e18, 2014

第3章 様々な状況での鎮静・鎮痛

Q73 ④救急部 鎮静・鎮痛前計画はどのようにしますか？

　救急部における鎮静・鎮痛が他と大きく異なるポイントは，患者の状態変化であろう．**もともとの疾患や外傷による状態変化，治療の進行による変化が刻々と進んでいく．必要な鎮静・鎮痛を行いながらいかにABCを維持していくかが最大のポイントとなる．**ABCが不安定となればこの要因への対応が優先される．鎮静・鎮痛を開始する前にABCの監視体制を計画し役割分担をはっきりさせておくべきである．

◆ 場所の変化に対する計画

　救急部では，検査や処置のために場所が変化することがある．例えば救急部で鎮静・鎮痛を行い処置後に移動してCT撮影をする，などということはよくある．このとき，気をつけなければならないのは移動後である．救急部ではモニターが整っていることが多いが，CT室などでは必ずしも救急部と同等ではない．CT撮影中は被曝を避けるためスタッフが患者から離れることもある．このような点を踏まえ，**移動先ではモニターを含め新たな監視体制の計画が求められる．**

◆ 対象手技による計画

　鎮静・鎮痛がどのくらいの長さにわたって必要か把握するということも重要である．カルディオバージョンに対する鎮静・鎮痛であれば，短時間で十分である．開放創の洗浄やデブリードマンなどはある程度の時間を要する．体外循環のカテーテル挿入では挿入時はもちろんのこと，挿入後にも鎮静・鎮痛が必要となる．**対象手技の必要時間に合わせて薬剤選択を計画しなければいけない．**

◆ 投与ルート

　他部署から患者を引き継ぎ診療にあたることも多い救急部では，すでにルートが確保されていることがある．救命救急士の処置拡大に伴い，救急搬送時にルート確保されているケースも増えてきた．しかし**そのルート使用の継続に問題がないのか，使用前に必ず確認することが重要である．**ベッド移動などが原因かは明らかではないが，末梢ラインの漏れは意外と多い．

また持続で薬剤を投与する場合，他剤のワンショットや造影剤の投与など，別ルートの確保が必要となることもある．事前にどのラインのどこから，何を投与するのか，ラインの追加を要するかどうかなど計画しておく必要がある．

◆ 説明のポイント

救急部で鎮静・鎮痛が必要な患者はバイタルが不安定で意識障害を認めることも多い．十分な説明や同意を得る時間的な余裕がないこともある．しかしながら，患者や家族は精神的に不安定な状態にあるため，これから行う手技や鎮静・鎮痛について最低限の説明を行うべきである．**いつ，どこで，誰に，どこまで説明するかを事前に計画すること**が救急部では求められる．

Point

- ☑ ABCの監視体制を計画し役割分担をはっきりさせる．
- ☑ 鎮静・鎮痛を実施する場所，維持する時間を把握する．
- ☑ 薬剤の投与ルートを必ず確認する．
- ☑ いつ，どこで，誰に，どこまで説明するかを事前に計画する．

〈鈴木光洋，松島久雄〉

文献

1) American Society of Anesthesiologists Task Force on Sedation and Analgesia by Non-Anesthesiologists: Practice guidelines for sedation and analgesia by non-anesthesiologists. Anesthesiology, 96: 1004-1017, 2002

第3章 様々な状況での鎮静・鎮痛

Q74 ④救急部 鎮静・鎮痛実施，モニタリングはどのようにしますか？

Answer

　救急部で必要とされる鎮静・鎮痛のターゲットは中等度から深い鎮静・鎮痛であることが多い．この鎮静・鎮痛レベルをめざし薬剤を投与する．薬剤の効き方や作用発現時間は全身状態で変化するため，適切な投与量の判断は難しい．**対象手技と全身状態によって投与量の微調整が求められる．**

　薬剤投与が原因でABCが障害されることもある．ABCの変化にいち早く気づき，適切かつスマートに介入することが重要である．鎮痛・鎮静を安全に実施するためにはモニタリングは必須である．ABCが維持できない可能性があるなら，先手を打ちABCの維持に努めなければいけない．

◆ 鎮静・鎮痛の実施

　鎮静・鎮痛の実施において，**重点を置くのが鎮静なのか，鎮痛なのかを考えること**が必要である．例えば脱臼の整復には十分な鎮痛が求められる．緊張のため力が入ってしまい整復が難しいなら鎮静も必要だろう．しかし，小児のCT検査では外傷などでない限り鎮静のみで十分である．必要なのは鎮痛なのに，効果不十分と判断して鎮静薬を追加していけば，結果としてABCが破綻することになりかねない．

　救急部での鎮静・鎮痛に頻用される薬剤の特徴を表にまとめた．**効果発現までの時間，作用時間，副作用などから適切な薬剤を選択し投与する．**なかなか鎮静・鎮痛が効かないからと安易に薬剤を追加投与していくと，極端な血圧低下などの合併症を誘発することになる．作用時間の長い薬は調節性が悪く，追加投与は慎重に行う．デクスメデトミジン（プレセデックス®）のこの領域における使用実績は少ないが，徐々にその使用は増えつつある．しかし救急部では患者の血行動態が不安定であることが多く，副作用に血圧低下，徐脈が多いため投与できる患者は限定される．用法上ローディングが必要であり現段階ではやや使いにくい印象である．

◆ モニタリング

　パルスオキシメータ（SpO_2），心電図，血圧計，カプノメータ（$EtCO_2$）な

表 ● 救急部における鎮静・鎮痛に頻用する薬剤の容量，特徴

鎮痛薬	初期投与量	追加投与量・追加投与までの時間	効果発現時間・作用時間	副作用
ペンタゾシン（ソセゴン®）	IM or SC or IV 30mg	IM or SC or IV 30mg・3〜4時間	IV2分，IM or SC15分・3〜4時間	呼吸抑制，嘔吐，発汗，皮膚紅潮，血圧上昇
ブプレノルフィン（レペタン®）	IV 4〜6mcg/kg IM 4〜8mcg/kg	作用時間が長く，追加投与は推奨しない	IV 2分，IM 5分・6〜9時間	呼吸抑制，血圧低下，脳圧上昇，嘔吐
アセトアミノフェン（IV）（アセリオ®）	IV 300〜1000mg	300〜1000mg・4〜6時間	1〜5分・4〜6時間	肝障害，アナフィラキシー，喘息
フェンタニル	IV 1〜1.5mcg/kg	初回投与量・5〜10分	1〜2分・30〜60分	呼吸抑制，胸壁硬直，発汗，喉頭痙攣
モルヒネ	IV 0.1mg/kg	0.05〜0.1mg・kg・5〜10分	5分・2〜4時間	ヒスタミン遊離作用，皮膚紅潮，発汗，振戦
鎮痛薬	初期投与量	追加投与量・追加投与までの時間	効果発現時間・作用時間	副作用
ケタミン	IV 1〜2mg/kg	0.2〜0.5mg・kg・10分	30秒・5〜10分	せん妄，血圧上昇，脳圧上昇，眼圧上昇，喉頭痙攣，頻脈，流涎
ミダゾラム	IV 1〜2mg	初回投与量・2〜3分・10mg	1〜3分・30〜80分	徐脈，血圧低下，呼吸抑制
プロポフォール	IV 0.5〜1mg/kg	初回投与量・5分	1分・5〜10分	血管痛，血圧低下，徐脈，無呼吸，アレルギー反応
デクスメデトミジン（プレセデックス®）	6mcg/kg/時10分間投与後0.2〜0.7mcg/kg/時持続投与	持続投与を推奨	ローディング後15〜25分・(半減期2〜3時間)	血圧低下，徐脈，血圧上昇

どの全身麻酔に準じたものを使用するのが基本である．しかし救急部では鎮静・鎮痛を維持しながら検査や入院のために移動することも多い．その間はモニタリングが不十分になることもある．**ABCを維持するためには視診，触診など五感を駆使した注意深い観察が重要である．**鎮静深度のモニタリングに関して，BISモニターの使用は理想的だが現実的でない．**鎮静・鎮痛の効き目は血圧，脈拍，呼吸数などのバイタルサインの変化で評価する．**実際，救急部における"鎮静・鎮痛の効き目"の指標として信用できるものは，対象手技が遂行できたか

どうかしかないと言われている．

Point

- ☑ 救急部で必要とされる鎮静・鎮痛のターゲットは中等度から深い鎮静・鎮痛であることが多い．
- ☑ 使用する薬剤の特徴を把握し，全身状態に応じて投与量の微調整が求められる．
- ☑ 全身麻酔に準じたモニタリングを行うが，ABC維持のため注意深い観察が重要である．
- ☑ 鎮静・鎮痛の効き目は，血圧，脈拍，呼吸数などのバイタルサインで評価する．

〈鈴木光洋，松島久雄〉

文献

1) American Society of Anesthesiologists Task Force on Sedation and Analgesia by Non-Anesthesiologists：Practice guidelines for sedation and analgesia by non-anesthesiologists. Anesthesiology, 96：1004-1017, 2002
2) Baker SN & Weant KA：Procedural sedation and analgesia in the emergency department. J Pharm Pract, 24：189-195, 2011
3) Atkinson P, et al：Procedural sedation and analgesia for adults in the emergency department. BMJ, 2014;348:g2965
4)「麻酔薬および麻酔関連薬使用ガイドライン第3版4訂」，日本麻酔科学会，2016
5) Godwin SA, et al：Clinical policy: procedural sedation and analgesia in the emergency department. Ann Emerg Med, 63：247-58.e18, 2014

Q75 ④救急部
合併症にはどのようなものがありますか？

Answer

鎮静・鎮痛の一般的な合併症に加え，制限の多い救急部では注意しなければいけない合併症がある．

◆ 救急部における合併症

● 興奮状態の患者への対応

救急部では興奮状態の患者が来ることがあり，ルート確保が困難なときには鎮静薬の筋肉内注射が必要になることもある．筋肉内注射を行えば神経損傷が起きる危険性がある．鎮静薬の投与により脱抑制が起き不穏になってしまうこともある．ストレッチャーから転落し外傷を負う可能性も想定しなければいけない．予想より循環に余力がなく，少量の鎮静・鎮痛薬投与で徐脈や低血圧となり胆を冷やした人もいるのではないだろうか．急速輸液や昇圧薬の準備は必須である．引継時にルートの確認を怠れば，点滴漏れによる静脈炎が起きる可能性がある．造影剤が漏れれば最悪の場合コンパートメント症候群を合併する可能性もある．

● 移動先での注意点

観察が行き届きにくいCT室などでは呼吸停止に注意しなければならない．移動中に嘔吐してしまうこともある．慌てずに気道だけ確保し直ちに初療室に戻るなどのリカバリープランを立てておく必要がある．喉頭痙攣，嘔吐による窒息や深鎮静により気管挿管が必要になることもある．**移動中や移動先での気管挿管は慣れている救急部内で実施するより難しい**．挿管困難も想定し，最大限の準備をして移動すべきである．

◆ 合併症の頻度

救急部における鎮静・鎮痛による副作用に関してのメタアナリシスが最近発表された（表）．**ケタミンの投与では興奮，嘔吐の発生頻度が高いが**，プロポフォールとの併用にて興奮，嘔吐の頻度は下げることができる．ミダゾラムの投与では無呼吸，低酸素が多く，鎮痛薬の併用で徐脈が多い．プロポフォールの投与では低酸素が多かった．**救急部における鎮静・鎮痛で重篤な合併症が発**

表 ● 合併症の頻度と鎮静・鎮痛薬の関係（単位：合併症の件数/1000鎮静・鎮痛）

合併症	ケタミン	ケタミン＋プロポフォール	ミダゾラム	ミダゾラム＋鎮痛薬	プロポフォール
興奮	**164**	48.1	0	0	0.7
無呼吸	10.4	6.1	51.4	25.9	13.2
誤嚥	0	0	0	0	1.0
徐脈	0	0	0	32.3	7
血圧低下	11.8	6.1	6.1	15.4	19.1
低酸素	28.3	3.2	51.2	27.5	57.7
挿管	0	0	0	0	1.2
喉頭痙攣	4.9	0	0	（データなし）	0
嘔吐	**170**	1.7	12.1	11.3	7.1

文献1より引用

生する確率は非常に低いが，上気道閉塞は結果が重篤であるためこれらに対応できる準備が必要である．

　鎮静・鎮痛が無事に終了した後も遷延した薬剤の影響による合併症の危険性はある．**使用した薬剤の作用時間を考慮し十分な経過観察が必要となる**．特に手技終了後，帰宅させる場合には十分な注意が必要である．帰宅の手段，帰宅後の経過観察を誰がするのかを考慮し，場合によっては入院を選択したほうが安全なときもある．

Point

- ☑ 鎮静・鎮痛による一般的な合併症に加え，救急部に特徴的な合併症がある．
- ☑ 重篤な合併症は呼吸関連であり，常に気道確保の準備が必要である．
- ☑ ケタミン単独投与による興奮，嘔吐の発生は高率であり注意が必要である．
- ☑ 鎮静・鎮痛後に帰宅させる場合には十分な注意が必要である．

〈鈴木光洋，松島久雄〉

文献

1） Bellolio MF, et al：Incidence of Adverse Events in Adults Undergoing Procedural Sedation in the Emergency Department: A Systematic Review and Meta-analysis. Acad Emerg Med, 23：119-134, 2016

Q76 ⑤診療所(外来診療) 対象手技にはどのようなものがありますか?

診療所(外来診療)で行われる鎮静・鎮痛の対象は,比較的低侵襲であるもので具体的には表のものが一般的である.ただし,実際は施設の状況(専門科,医療スタッフの数,機器,慣れなど)によって左右されることが多い.

表 ● 診療所(外来診療)で鎮静・鎮痛を行う対象

- 縫合などの創傷処置
- 骨折/脱臼の整復
- 上部/下部消化管内視鏡
- 小外科手術
- 中絶手術　など

☑ 対象手技は比較的低侵襲であるものが多いが,実際は施設の状況による.

〈本間洋輔〉

第3章 様々な状況での鎮静・鎮痛

5 診療所（外来診療）
Q77 鎮静・鎮痛前評価はどのようにしますか？

　診療所（外来診療）では入院患者ほど重症ではなく，また救急ほど緊急性も高くないことが多い．しかし処置終了後は帰宅が原則であり，また入院患者や救急外来と異なり急変時の対応が十分にできない場合が多い．そのため安全で効果的な手技のために術前の十分なアセスメントとリスクの評価を行うことが重要となる．

　患者自身の評価としては，特に**病歴と身体診察**が重要となる．

◆ 病歴に基づく評価

　病歴は，鎮静・鎮痛の計画のために必要な情報および，合併症の予測予防を目的に情報を収集する．**AMPLE**（表1）と**ASA-PS**（American Society of Anesthesiologists Physical Status，表2）でまとめるとわかりやすい．

　AMPLEとは，緊急での処置が必要な場合に必要な問診事項を頭文字でまとめたものである．日々の臨床でも用いることもあるが，この場合は特に合併症である嘔吐や過鎮静による気道確保の際のリスクとなりうるものを同定する必要があるため，**一般的な既往歴のほか，麻酔歴，いびきや睡眠時無呼吸，挿管困難の既往，胃食道逆流症（GERD）の有無まで確認する**．GERD，重症糖尿病，妊婦では胃内容物の排泄が遅延するので一般的に推奨されている絶飲食時間より長く考える．また帰宅時のことを考え，自ら車で運転してきたのかなど通院手段まで確認しておくのが望ましい．

　ASA-PS分類は米国麻酔科学会が提唱している手術前の患者の全身状態の分類であり，この分類と患者の予後は相関するといわれている[1]．ASA-PS分類で不安定なⅢまたはⅣ以上の場合は麻酔科コンサルトが望ましく，もし診療所や外来でそれが難しい場合は十分な施設とバックアップの整った施設への転送も考慮する[2]．

◆ 診察に基づく評価

　診察も同様に薬剤の使用にて想定される合併症の予測予防を目的とする．重要なのは**患者の基礎情報となるバイタルサイン，薬剤投与量決定のために身長/体重のほか，気道確保が必要となった場合のための気道の評価**である．

表1 ● AMPLE

A	Allergy	アレルギー歴
M	Medication	服薬歴
P	Past medical history	既往歴*
	Pregnancy	妊娠の有無
L	Last meal & drinking	最終飲食
E	Event	最近のイベント，Review of Systems

＊既往歴は手術・麻酔歴，社会歴，いびき，睡眠時無呼吸，顔面異常挿管困難の既往，GERD，通院手段も含む．

表2 ● ASA-PS

ASA分類	患者の状態	例	対応
I	全身疾患なし		
II	軽度かコントロール良好な全身疾患のみ	コントロール良好な高血圧，糖尿病，軽度肥満	コンサルト不要
III	複数もしくは中等度の全身疾患	コントロール不良な高血圧，糖尿病，高度肥満（BMI＞35）	内科コンサルト検討，循環モニタリング必要
IV	コントロール不良な全身疾患	入院が必要な状態	麻酔科にコンサルト
V	瀕死の状態	治療を行っても救命困難	麻酔科的モニタリング
E	緊急手術		

表3 ● LEMONS法

L	Look externally 外見的に無理そうでないか	肥満，あごひげ，歯牙欠損，門歯突出（出歯），短頸，小下顎，口腔内腫瘍，甲状腺など頸部の腫瘍，気管狭窄（気切の既往のある人）など
E	Evaluate the 3-3-2 3-3-2ルールを評価	開口3横指，オトガイ・舌骨間3横指，舌骨・甲状軟骨間2横指あるか
M	Mallanpati分類	Mallanpati分類III，IVの人でリスク
O	Obstruction 気道閉塞	いびきをかく，睡眠時無呼吸症候群など
N	Neck mobility 頸部可動性	ハローベスト装着患者，熱傷後瘢痕，脊椎症など頸部の可動制限がないか
S	Saturation 酸素飽和度	低ければ気道閉塞・呼吸器疾患を示唆→酸素予備力が低く，呼吸トラブル時の時間的余裕がない

※上記のうち1つでも該当があれば挿管困難の可能性あり

気道評価は，米国の気道管理コースが提唱している挿管困難を予測する因子をまとめたLEMONS法（表3）がまとまっていて利用しやすく，有用性が報告されている[3]．その他呼吸機能，循環動態，神経学的所見，患者の状況によっては心理的な面についても評価を行う．術前検査は，ルーチンの血液検査は偽陽性も多くあまり方針の変更に寄与せず逆にコストや時間のデメリットが大きいと報告されており，患者に合わせた検査が必要となる．

　前述の評価をふまえ，リスクが高いと判断される場合は，無理に自施設で行わず，入院または十分なバックアップ設備があるところで行うことを検討するべきである．また麻酔科医以外の場合，鎮静手技および緊急対応についてトレーニングされた医師が行うことが望ましいとされており[4]，慣れていないのであれば自らが行うべきかヘルプを呼ぶべきかについても検討することが望ましい．

- ☑ 病歴と身体診察を中心に評価する．
- ☑ 薬剤使用による影響，および起こりうる合併症を想定した評価を行う．
- ☑ AMPLE，ASA-PS，LEMONSを評価する．

〈本間洋輔〉

文献

1) Wolters U, et al：ASA classification and perioperative variables as predictors of postoperative outcome. Br J Anaesth, 77：217-222, 1996
2) Knape JT, et al：Guidelines for sedation and/or analgesia by non-anaesthesiology doctors. Eur J Anaesthesiol, 24：563-567, 2007
3) Reed MJ, et al：Can an airway assessment score predict difficulty at intubation in the emergency department? Emerg Med J, 22：99-102, 2005
4) Metzner J & Domino KB：Risks of anesthesia or sedation outside the operating room: the role of the anesthesia care provider. Curr Opin Anaesthesiol, 23：523-531, 2010

第3章 様々な状況での鎮静・鎮痛

Q78 ⑤診療所（外来診療）
鎮静・鎮痛前計画はどのようにしますか？

Answer

　Q77の患者の評価を行ったうえで鎮静・鎮痛計画をたてていく．改めて処置の内容を確認し，**①その処置は患者にとって必要な処置なのか，②その処置は痛みや苦痛が伴うのか，③処置にはどれくらいの時間を要するか，④鎮静・鎮痛は本当に必要か**（合併症のリスクを踏まえたうえでもベネフィットが上回るか）を検討する．検討の結果，鎮静・鎮痛が必要と判断された場合は，具体的に下記項目についてそれぞれ評価し計画をたてていく．

- 緊急性はあるか
- 患者にリスクはあるか
- 必要なのは鎮静か，鎮痛か，それとも両方か
- 鎮静が必要な場合，目標とする鎮静のレベルは
- 高次医療機関に転送，麻酔科にコンサルトは必要ないか
- 使用される薬剤の種類とその量は
- 処置後の鎮痛は必要か，必要であれば具体的にどうするか
- 必要なモニタリング機器，急変時の気道確保器具および蘇生器具は準備できているか
- 人員は十分か
- その他鎮静・鎮痛を行うにあたり必要なことは

表1 ● 鎮静のレベル（TJCによる分類）

	浅い	中等度	深い	全身麻酔
反応は？	呼びかけで正常に反応	呼びかけや刺激に対して意味のある反応	繰り返す刺激（痛みも含めて）に対して意味のある反応	痛み刺激に対して反応しない
気道は？	影響なし	介入必要なし	時に介入が必要	頻繁に介入が必要
呼吸は？	影響なし	保たれる	時に不十分	頻繁に不十分
循環は？	影響なし	通常大丈夫	通常大丈夫	影響が出る可能性あり
例	MRI，上部消化管内視鏡	気管支鏡，下部消化管内視鏡 脱臼整復	除細動	開腹手術

文献1より引用

表2 ● 患者説明に必要な項目

●現在の疾病名
●考えている治療計画
●考えている鎮痛/鎮静計画
●その薬剤を使用した場合 ・どのようなことが起こるか ・メリットとリスク ・起こりうる合併症，副作用 ・代替方法とそのメリットとリスク ・処置の所用時間，処置終了後の経過観察時間，滞在時間 ・食事再開までの時間 ・活動制限の有無
●代替方法とそのメリット/デメリット
●終了後のフォローおよび今後の治療方針

　上記は実際に鎮静・鎮痛を行う前にすべて評価しカルテに記載しておくことが望ましい．鎮静のレベルは米国の第三者評価認証機関であるThe Joint Commission（以下TJC）が定義した鎮静のレベル分類がよく使用されている（表1）[1]．

　以上の計画を踏まえ，**表2の内容を盛り込んだ患者説明を行ったうえで，文書で同意を得る**．患者説明の際は起こりうる特殊な状況（眼球運動，うわごと，体動，唾液，嘔吐など）は事前に説明しておくことが望ましい．

Point

- ☑ 処置の内容，鎮静・鎮痛によるベネフィットとリスクを個々の患者にあてはめて検討する．
- ☑ 目標とする鎮静のレベルを設定し，患者のリスクを踏まえてコンサルトの有無，具体的薬剤とその投与量，必要な機器，人員について計画をたてる．
- ☑ 計画をたてたら，患者に説明し文書にて同意を得る．

〈本間洋輔〉

文献

1) American Society of Anesthesiologists Task Force on Sedation and Analgesia by Non-Anesthesiologists : Practice guidelines for sedation and analgesia by non-anesthesiologists. Anesthesiology, 96 : 1004-1017, 2002

第3章 様々な状況での鎮静・鎮痛

Q79 ⑤診療所（外来診療）鎮静・鎮痛実施，モニタリングはどのようにしますか？

必然的に医療スタッフが少なくなる環境ではあるが，1人で行ってしまうと処置中に処置に集中してしまい，患者の全身状態変化の発見が遅くなってしまうため，必ず**処置を行う医師以外に最低1人モニタリングに集中できるスタッフをつける**．またそのモニタリングに集中できるスタッフは，特に中等度以上の鎮静の場合は急変時に対応できる必要があるため，少なくとも気道管理，救命処置ができる者が望ましい[1,2]．具体的なモニタリング内容について表に示す．

◆ 診療所でのモニタリング

診療所（外来診療）においても，鎮静を行うのであればモニタリングを準備する．**呼気終末二酸化炭素分圧**（end tidal CO_2，以下 $EtCO_2$）モニターは，通常のSpO_2モニターでは検出できない低換気と高二酸化炭素血症を検出することができる．呼吸抑制において最初に起こるのは低酸素ではなく低換気であるため，$EtCO_2$の使用によって非麻酔科医でも呼吸抑制を早期発見できると報告されており[3]，中等度以上の鎮静においてTJCでも必須ではないが推奨されている[4]．また，何よりも重要なのはモニタリングするスタッフの"目"であり，顔色，呼吸様式，呼びかけ，など患者の体から得られる情報もモニタリングす

表 ● モニタリング内容

A	気道	導入時〜処置中を通して少なくとも2分ごとに確認
		・呼吸音，分泌物，呼吸筋使用
B	呼吸	導入時〜処置中を通して少なくとも2分ごとに確認
		・酸素化：顔色，SpO_2モニター ・換気状態：呼吸回数，胸郭の動き，$EtCO_2$モニター
C	循環	導入時は2分ごと，処置中は少なくとも5分ごとに確認
		・心電図モニター ・非観血的血圧計（小児はcapillary refill）
D	意識レベル	導入時は1分ごと，処置中は少なくとも2分ごとに確認
		・呼びかけ

※処置後少なくとも30分間は各項目を5〜15分ごとに評価

るべきである．

　気道・呼吸状態，脈拍と血圧，意識レベルについては，表のとおりにモニタリングを行う．

　また，**処置終了後は刺激がなくなるため緊張がとれ過鎮静になりやすく，また実施者も処置が終了してしまい集中が途切れやすく過鎮静の発見が遅れることがある**．そのため処置終了後は改めて過鎮静のリスクが高いことを認識し，十分なモニタリングが必要となる．薬剤の種類，量にもよるが**最低でも処置終了後 30 分はモニタリングを継続する**．

Point

- ☑ 必ず処置を行う医師以外に最低 1 人モニタリングに集中し急変時に対応ができるスタッフをつける．
- ☑ 心電図，血圧計，SpO_2，$EtCO_2$ のほか，モニタリングするスタッフの"目"で顔色，呼吸様式，呼びかけ，など患者の体から得られる情報もモニタリングする．
- ☑ 処置中のみではなく処置終了後もモニタリングを継続する．

〈本間洋輔〉

文献

1) Godwin SA, et al：Clinical policy：procedural sedation and analgesia in the emergency department. Ann Emerg Med, 63：247-258, 2014
2) American Society of Anesthesiologists Task Force on Sedation and Analgesia by Non-Anesthesiologists：Practice guidelines for sedation and analgesia by non-anesthesiologists. Anesthesiology, 96：1004-1017, 2002
3) Qadeer MA, et al：Capnographic monitoring of respiratory activity improves safety of sedation for endoscopic cholangiopancreatography and ultrasonography. Gastroenterology, 136：1568-76; quiz 1819-20, 2009
4) 「The Joint Commission ホームページ」http://www.jointcommission.org

Q80 ⑤診療所（外来診療）
合併症にはどのようなものがありますか？

　合併症としては表1にあるものが一般的である．なかでも鎮静に伴う合併症で最も重要かつ多いものは**薬剤による呼吸抑制，低酸素血症**であるが，これは予測不足，不適切なモニタリング，発生に対しての対応が遅かったことが原因でその半数が防ぐことが可能であったという報告もある[1]．そのため，前述の通り十分な準備をしておく必要がある．

　また，前述の通り診療所（外来診療）での鎮静が病院で行うことと異なるのは患者が終了後帰宅することである．帰宅途中に薬剤の影響が残っていると事故の原因にもなりうる．そのため，処置終了後30分はモニタリングを継続し[2]，帰宅を検討する際は表2の基準をクリアしているかを確認する．帰宅時には患者一人ではなく，合併症出現時に対応できる成人家族の付き添いの者と帰宅が望ましく，また帰宅後の食事，内服，活動制限についてと，合併症出現時の病院の連絡先について記載したものを説明のうえ渡して帰宅させることが望ましい[3]．

表1　鎮静に伴う合併症

A	気道	気道閉塞（吐物，舌根沈下，喉頭痙攣，アナフィラキシーなど）
B	呼吸	低酸素血症，低換気
C	循環	血圧低下，不整脈
D	意識	過鎮静／鎮静不足，脱抑制
	他	薬剤アレルギー

表2　鎮静後の帰宅基準

- 行動／会話が処置前と同様
- 疼痛が自制内
- 新しい症状を認めない
- 退室／帰宅の指示が理解できる
- 自宅へ帰る安全な帰宅手段と自宅環境の確保
- 通常の意識レベルで，20分暗室で覚醒できる
- 適切な呼吸機能と防御反応
- 正常なバイタルサインで循環動態が安定
- 許容範囲内の嘔気嘔吐
- modified Aldreteスコアが8点以上（表3）[4]

表3 ● modified Aldreteスコア

活動性（無意識もしくは指示にて活動可能）	
四肢	2点
上肢もしくは下肢	1点
運動不可	0点
呼吸	
深呼吸や咳が可能	2点
呼吸苦や浅呼吸	1点
無呼吸	0点
循環（手術前の血圧） 血圧と脈拍が麻酔前の状態に対し	
±20%	2点
±20〜50%	1点
±50%	0点
意識	
完全覚醒（質問に答えられる）	2点
呼びかけに覚醒する（呼びかけでしか覚醒しない）	1点
反応なし	0点
酸素化	
room airで92％以上の酸素飽和度を維持できる	2点
90％以上を維持するのに酸素吸入を必要とする	1点
酸素投与しても90％を維持できない	0点

- ☑ 合併症で多いのは過鎮静による呼吸抑制，低酸素血症である．
- ☑ 予測，モニタリング，対応を早くすることで防ぐことができる場合が多い．
- ☑ 帰宅途中の事故を防ぐため十分な覚醒を確認した後に帰宅を検討する．

〈本間洋輔〉

文献

1) Bhananker SM, et al：Injury and liability associated with monitored anesthesia care：a closed claims analysis, Anesthesiology, 104：228-234, 2006
2) Knape JT, et al：Guidelines for sedation and/or analgesia by non-anaesthesiology doctors. Eur J Anaesthesiol, 24：563-567, 2007
3) American Society of Anesthesiologists Task Force on Sedation and Analgesia by Non-Anesthesiologists：Practice guidelines for sedation and analgesia by non-anesthesiologists. Anesthesiology, 96：1004-1017, 2002
4) Aldrete JA：The post-anesthesia recovery score revisited. J Clin Anesth, 7：89-91, 1995

⑥小児 対象手技にはどのようなものがありますか？

　小児において鎮静・鎮痛を必要とする手技のうち，比較的臨床でよく経験するものを表1に示した．成人では鎮静・鎮痛を必要としない手技でも小児，特に年齢の小さい子どもでは鎮静・鎮痛がなければ行うことができない．これらの手技を行うにあたって，普段と異なる環境下におかれることや，家族と離れることによる子どもたちの不安を軽減するために，手技の前より鎮静が必要となることもしばしば経験する．白血病の骨髄検査のように疾患によっては同じ手技を定期的にくり返し行う必要がある．そのようなとき，初回の手技に対して恐怖や痛みを感じると，子どもが次回の検査前から恐怖を感じ，非協力的になってしまう懸念もある．ゆえに痛みを伴う手技に対しては，成人と同様，小児においても積極的な鎮痛薬の使用が望ましい．

　一方，小児であることから有効な不安，恐怖，痛みを軽減する方法もある．新生児であればスクロースを処置の前に口腔内に投与することが痛みの軽減につながったり，乳児であれば乳首を口にふくませることで泣き止んだり，幼児期であれば親に手を握ってもらうだけでも不安や恐怖が軽減するなど，年齢に

表1 ● 小児において鎮静・鎮痛が必要な手技

- 画像検査（CT，MRI，心エコー，核医学検査）
- 脳波検査
- 髄液検査／骨髄検査
- 創傷処置
- 異物除去
- 熱傷・創部のデブリードメント
- 脱臼整復
- 関節穿刺
- 骨折整復
- ヘルニア整復
- 思春期前の婦人科検診
- PICC／CVC留置
- 胸腔穿刺／胸腔ドレーン留置
- 気管挿管
- 電気的除細動

＊CT：computed tomography，MRI：magnetic resonance imaging
　PICC：peripherally inserted central catheter（末梢挿入型中心静脈カテーテル），
　CVC：central venous catheter（中心静脈カテーテル）

応じた小児の特徴を把握して手技を行うと鎮静・鎮痛薬の投与量を少なくすることが可能となる．

◆ 小児の鎮静・鎮痛レベルの評価

表2にAmerican Academy of Pediatrics/Joint Commission/American Society of Anesthesiologistsによる鎮静レベルの定義を示した．そして，表3に鎮静・鎮痛を必要とする手技および検査と必要とする鎮静・鎮痛レベルを示した．表3に示した鎮静レベルは，手技を行うときに必要と考えられるレベルであるが，新生児や基礎疾患の有無などにより必要とされる鎮静レベルは異なってくる．

内視鏡検査には消化管内視鏡だけでなく，異物除去や気管支鏡検査も含み，年長児であれば，深い鎮静や全身麻酔を必要としない場合もあるが，自施設に

表2 ● 鎮静レベルの定義

	軽い鎮静	中等度鎮静	深い鎮静	全身麻酔
刺激への反応性	呼名で正常に反応	言葉や軽い刺激で意味のある反応	繰り返しの刺激や痛み刺激で意味のある反応	痛み刺激に反応しない
気道	開存	介入の必要なし	介入が必要な可能性	介入が必要
自発呼吸	影響なし	十分	不十分な可能性	しばしば不十分
循環	影響なし	通常保持される	通常保持される	破綻する可能性がある

表3 ● 鎮静・鎮痛が必要な手技・検査と鎮静レベル

	軽い鎮静	中等度鎮静	深い鎮静	全身麻酔
CT	←――――――――→	----→		
MRI		←――――――――――――――→		
心エコー	←――――――→	----→		
核医学検査（シンチグラフィ）	←――――――――――――→	----→		
心臓カテーテル検査		←―――――――――――→		+鎮痛→
脳波	←―――――→	----→		
髄液検査/骨髄検査		←―――――――――――→		+鎮痛→
内視鏡検査			←----→	+鎮痛→

おいては合併症を最小限にするため内視鏡検査は全例全身麻酔下に施行している．

髄液検査と骨髄検査はいずれも穿刺による痛みを伴う手技であるが，Holdsworthらが行った両者の比較の結果，検査を受けた子どもは，骨髄検査に痛みおよび恐怖感をより強く感じていた．また骨髄検査では痛みが恐怖感よりも強く，一方，髄液検査では恐怖感を痛みよりも強く感じていた結果であった．

小児の鎮静・鎮痛は，年齢や発達に応じたそれぞれの手技・検査に対する子どもの捉え方も考慮して実施する．

- ☑ 小児は成人と比較して鎮静・鎮痛を必要とする手技が多い．
- ☑ 手技に必要な鎮静レベルをきちんと評価する．

〈宇城敦司〉

第3章 様々な状況での鎮静・鎮痛

⑥小児
鎮静・鎮痛前評価はどのようにしますか？

◆ 鎮静レベルの決定

　鎮静・鎮痛前評価を行うにあたって，手技あるいは検査中に必要な鎮静レベルを判断する．疼痛を伴う手技は，非侵襲的な検査に比べて深い鎮静レベルを必要とし，さらに手技の間は不動化を図る必要がある．鎮静・鎮痛の際に，最も重要なことは合併症が最小限になるように心がけながら，手技・検査中の小児の安全および快適性を最適な状態に保つことである．

◆ 鎮静前評価

● 発達と体重

　鎮静前評価は，子どもの年齢および身体的・精神的発達，認知能力および性格を把握し，普段のバイタルサインを評価することからはじまる．鎮静・鎮痛薬を使用するときは，**体重**が基本となるため，最新の体重を確認しておく．成長は個人差が大きく，1歳未満では同じ月齢でも体重が異なるため，可能な限り鎮静薬投与前に体重測定を行う必要がある．救急外来で体重が不明なときには，Pediatric Advanced Life Support（PALS）の身長別カラーコード化蘇生テープを用いて体重を決定するか，1歳以上10歳未満であれば，次の簡易式〔推定体重≒（年齢＋4）×2〕で体重を決定し，状態が安定したときに実測しておく．

● 身体所見・アレルギー

　次に行う鎮静・鎮痛前評価は，子どもの身体所見の評価およびアレルギー（薬剤，食事）など病歴の聴取である．身体所見のなかでも**気道・呼吸状態の評価**が重要である．鎮静・鎮痛の合併症の80%は，気道・呼吸にかかわるため，入眠中のいびき，睡眠時無呼吸や普段の鼻水・鼻閉，嚥下の状態，秋から冬にかけての季節ならば最近の上気道感染の既往などをもれなく家族に問診しておく．

　上気道感染後6週間は，症状が改善しても気道過敏性が続く可能性がある．膿性鼻汁や湿性咳嗽，高熱など重篤な症状でなければ，症状消失後2週間程度の間隔をあけて鎮静を必要とする手技を行い，一方，喘息の既往や重篤な症状がみられるときには，4週間以上の間隔をあける．

表 ● 鎮静薬投与前の絶飲食時間

清澄水	2時間
母乳	4時間
人工乳，牛乳	6時間
軽食	6時間

● その他

　乳幼児ではワクチンを接種していることが多く，最近のワクチン接種歴について確認しておく．ワクチンの副反応が起こる可能性がある期間は鎮静や全身麻酔は避けた方がよい．生ワクチンでは接種後3週間以上，不活化ワクチンでは接種後2日間は避けて，経過観察する．

　現在の薬物治療や，薬剤アレルギーの有無あるいは家族の悪性高熱などの麻酔にかかわる合併症の有無を確認する．鎮静・鎮痛時の緊急時を想定して，Mallampati分類を用いて開口の評価を行う（**第3章-2-Q62参照**）．Class III以上であれば挿管困難が予想されるため注意する．

◆ 鎮静前準備

● 絶飲食

　合併症を最小限にするために，鎮静前の絶飲食時間が重要となる．American Society of Anesthesiologists（ASA）classification guidelineでは，表の絶飲食時間が推奨されている．母乳は人工乳に比べて胃内からの排泄時間が短く，2時間程度あればほとんど排泄されるため，母乳ならば4時間，人工乳であれば6時間以上の絶飲食時間を確保し鎮静を行う．ただし，この基準は予定手術を受ける健康な小児を対象としているため，胃食道逆流や消化管狭窄および閉塞，神経筋疾患などの基礎疾患がある場合には個別に評価しておく．

● 静脈路確保

　輸液あるいは薬剤投与のための静脈路の必要性について，鎮静前に評価しておく必要がある．乳幼児は，内服薬や座薬による鎮静あるいは，自然入眠による鎮静効果が期待されるため，軽い鎮静から中等度鎮静であれば静脈路は必ずしも必要としない場合もある．個々の判断によるが鎮静を担当する医療従事者の技量と2回以上の追加の鎮静薬投与，および深い鎮静，痛みを伴う手技や長時間に及ぶ手技のときには静脈路確保を行う必要がある．新生児や乳幼児では緊急時に静脈路確保に難渋する場合があるため，合併症のリスクが高い症例で

はあらかじめ確保しておくことも考えておく．

◆ インフォームドコンセント

　子どもの家族に鎮静・鎮痛に関してインフォームドコンセントを行いその内容を記載しておく．特に気道・呼吸の合併症について十分な説明を行い鎮静・鎮痛前評価で行った内容を記載しておく必要がある．

- ☑ 子どもの鎮静・鎮痛前評価では，身体所見の評価が重要である．
- ☑ 鎮静に伴う合併症が最も多い気道・呼吸状態を詳細に評価する．
- ☑ 鎮静・鎮痛前の絶飲食時間を全身麻酔のときと同様に考慮する．

〈宇城敦司〉

⑥ 小児
Q83 鎮静・鎮痛前計画はどのようにしますか？

◆ 計画の基本

　小児の鎮静・鎮痛を行うとき，軽い鎮静から全身麻酔のそれぞれのレベルに応じた鎮静・鎮痛前計画を進めていく．はじめに，手技に必要な鎮静レベルに見合った鎮静薬の選択，投与量を決定する．次に，痛みを伴う手技のときは，鎮痛薬の選択，投与量を決定する．鎮静薬の投与量を増やさないためには十分な鎮痛が重要である．合併症は，鎮静・鎮痛薬を合わせて3剤以上必要とするときに増加することが報告されており，できる限り少ない鎮静・鎮痛薬の使用を計画する．

◆ 準備

　使用する鎮静・鎮痛薬の決定後は，鎮静レベルに応じた鎮静中の管理を行う医療従事者の人数，準備する必要物品の確認をする．鎮静中に必要な医療従事者の人数は，中等度鎮静以上の鎮静が行われるときには2名以上が必要である．鎮静の経過中に深い鎮静になる可能性があり，緊急対応を行うことができるPALSを習熟した医療従事者が担当することが望ましい．

　鎮静時に準備する必要物品は鎮静を安全に行うための重要な要素を占める．必要物品の確認には，"SOAPME"という覚え方がある．"SOAPME"の詳細を表に示す．"SOAPME"は，緊急時にすぐに使用することができる薬剤，装備，モニターを忘れることなく準備するための手順である．鎮静・鎮痛前計画では，SOAPMEに沿ってもれなく鎮静を受ける子どもに必要な物品，デバイスのサイズ，薬剤投与量を確認して準備する．

　鎮静・鎮痛前計画を立てた後は，計画に基づいて鎮静・鎮痛を実施する．小児，特に乳幼児は急に体調が変化することもあり，手技・検査当日の"Cold"いわゆる感冒症状は，合併症のリスク因子となるため鼻汁や鼻閉，湿性咳嗽など子どもの身体所見を鎮静前に再確認しておく．

表 ● SOAPME

Suction	吸引	径の大きい口腔内吸引用チューブ 径の小さい鼻腔・気管内吸引用チューブ 吸引装置
Oxygen	酸素投与	酸素ボンベ，酸素配管，酸素流量計 高流量酸素投与デバイス
Airway equipment	気道管理機器	子どものサイズに合った気道管理物品：エアウェイ，フェイスマスク 喉頭鏡，気管チューブ，スタイレット バックバルブマスク，ラリンゲルマスク
Pharmacy	薬剤	緊急対応時に必要な薬剤 使用する鎮静・鎮痛薬の拮抗薬
Monitor	モニター	パルスオキシメーター，血圧計，心電図 聴診器，呼気終末二酸化炭素モニター（カプノメータ）
Extras or Equipment	その他	静脈確保用カテーテル，計算機，蘇生輸液 救急薬剤早見表，除細動器

＊これらの必要物品の準備を行う際に，チェックを行い機能するかどうかを確認しておく

- ☑ 鎮静・鎮痛前計画では鎮静レベルに応じた鎮静・鎮痛薬の選択や投与量の決定，必要な人員配置，物品の準備を行う．
- ☑ 鎮静の必要物品の確認は，SOAPMEを用いて行うと見落としが減る．

〈宇城敦司〉

第3章 様々な状況での鎮静・鎮痛

6 小児
鎮静・鎮痛実施・モニタリングはどのようにしますか？

◆ 鎮静・鎮痛の実施

　新生児，乳児に用いられる鎮静法としてFeed and Wrap法がある．生後3カ月以下の児に対して行われ，"検査の開始30～60分前に空腹となるように哺乳時間を調節し，検査30分前に普段の哺乳を行った後に暖かい毛布にくるむ"鎮静薬を用いない自然な入眠による鎮静である．事前に覚醒させておくことやミルクの時間を調節するなど準備も必要であるが，MRIを含む多くの検査を行うことが可能である．ただし，Feed and Wrap法で鎮静が得られず検査が不可能となったときは，ミルク哺乳後のため誤嚥の危険性が高く，鎮静薬による鎮静を行うべきではない．

　また静脈穿刺など痛みを伴う手技の前に，新生児から18カ月までの乳児にスクロースを経口投与することで鎮痛効果が生まれる．静脈穿刺前に24%スクロースを2 mLまで（最大1日投与量4回）手技の2分前に投与することで鎮痛効果が得られる．検査当日は早く起こしておくことや，子どもの睡眠サイクルを上手く利用して鎮静薬を使用しない方法も試みる．

◆ 薬剤

● 経口・坐剤

　小児に頻用される経口・座薬の鎮静薬には，**トリクロホスナトリウム**（トリクロリール®シロップ10%）と**抱水クロラール**（エスクレ®坐剤）がある．投与量を表1に示した．両薬剤とも作用発現は，30～60分後，作用時間は2～8時間である．新生児における半減期は，約40時間と成人の半減期8時間よりも延長するため，追加投与時は注意が必要である．トリクロホスナトリウム投与後30分経過しても眠らないときには，初回投与量の1/2を投与する．また投与後5分以内に嘔吐したときには初回投与量を再投与する．抱水クロラールは，投与後10分以内に排出されたときは，坐剤の形状が保たれていれば再投与を慎重に行い，形状が崩れていれば再投与を行わない．投与量を調節しやすい注腸キットもあり，乳幼児にも投与できる．

表1 ● 主な鎮静薬

薬剤名	投与量
トリクロホスナトリウム (トリクロリール® シロップ10％)	20〜80 mg/kg（シロップ0.2〜0.8 mL/kg） 最大投与量 2 g（シロップ20 mL）
抱水クロラール (エスクレ®坐剤)	30〜50 mg/kg 最大投与量 1.5 g
バルビツール酸 (ラボナール®)	2〜6 mg/kgボーラス投与し，1〜2 mg/kg追加投与 直腸内注入：10％水溶液（100 mg/mL）として，20〜50 mg/kg （10％水溶液で0.2〜0.5mL/kg）注腸
プロポフォール (1%プロポフォール®注)	0.5 mg/kg/10秒で導入時投与 1 mg/kgを追加投与，1.5〜6 mg/kg/時で維持投与
ミダゾラム (ドルミカム®)	0.05〜0.2 mg/kg 静注 経直腸 0.2〜1.0 mg/kg 麻酔導入前に0.5 mg/kgを経口投与
デクスメデトミジン (プレセデックス®)	0.2〜0.7 μg/kg/時で持続投与（時に1.0 μg/kg/時） 初期投与を行うとき，1 μg/kgを10分間投与

● 静注

　小児に頻用される静注の鎮静薬には，**バルビツール酸，プロポフォール，ミダゾラム**がある．投与量は表1に示した．バルビツール酸，プロポフォールは作用発現・作用時間は短く，乳児では成人と比較して鎮静に必要な投与量は多くなる．気管支喘息患児では，バルビツール酸は使用できないが，プロポフォールは使用できる．静脈路がない場合でもバルビツール酸は，10%水溶液として注腸でき，注入後15分で効果が発現する．プロポフォールは呼吸循環抑制が強いため，使用には日本麻酔科学会の「プロポフォールの小児の鎮静使用に関する注意」を参考にする．特に，**小児の集中治療における人工呼吸管理中の鎮静目的での使用はしないこと**と添付文書に記載されている．プロポフォールの小児に対する長期間（48時間以上），高容量投与（4 mg/kg/時以上）により，代謝性アシドーシス，横紋筋融解症，高カリウム血症，心不全などがみられる**プロポフォール症候群（propofol infusion syndrome：PRIS）**を発現し死亡例も報告されている．

　ミダゾラムは，経口，静注，経直腸，筋注，鼻腔内と種々の投与を行うことができるため状況に応じて用いる．経口投与は苦く，筋注は痛みを伴い，鼻腔内は刺激が強く不快とされる．半減期は，新生児で約6時間，生後6カ月〜12歳では約3時間と大きく異なり，代謝産物にも半分の活性があり，薬物動態は患児ごとのばらつきが大きいため注意する．

表2 ● 主な鎮痛薬

薬剤名	投与量
局所麻酔薬	リドカイン塩酸塩 局所麻酔薬（キシロカイン®）： 1回5 mg/kgが最大用量，適宜用量を調節
	貼付局所麻酔剤（ペンレス®テープ）： 静脈留置針穿刺予定部位に約30分前1回1枚貼付
	外用局所麻酔剤（エムラ®クリーム）： 静脈留置針穿刺予定部位に10 cm^{2}あたり1 gを，密封法により60分前塗布
ケタミン塩酸塩 （ケタラール®）	1〜2 mg/kg 静注，0.5〜1.0 mg/kg 追加投与 5 mg/kg 筋注
フェンタニルクエン酸塩 （フェンタニル®）	1〜2 μg/kg 緩徐に静注

その他の静注薬に，小児にも使用できる**デクスメデトミジン**がある（表1）．呼吸抑制が少なく，自然な入眠に近い鎮静となるため脳波検査に有用とする報告があるが，本邦では保険適応はない．単剤では鎮静効果が弱く，他の薬剤の併用が必要であることと，小児では添付文書に書かれている投与量よりも多い（1.0 μg/kg/時以上）投与を必要とすることもある．

● 鎮痛薬

小児に頻用される鎮痛薬には，**局所麻酔薬，ケタミン塩酸塩，フェンタニルクエン酸塩**がある．使用量は表2に示した．

穿刺を伴うときには，局所麻酔薬を使用し手技への協力を促す．またリドカインを注射するときに，4.5 mLの1%リドカインに0.5 mL（1 mEq/mL）のNaHCO$_3$すなわち9：1の割合で混合した溶液を用いると注入時痛を軽減できる．

ケタミン塩酸塩投与後に，浮遊感覚，鮮明な夢や幻覚をみる覚醒時反応がみられる場合がある．この覚醒時反応は成人に比べて小児で少なく，男性より女性に多いとされており，ジアゼパムやバルビツール酸系鎮静薬を併用することで軽減できる．

フェンタニルクエン酸塩は，作用発現は約5分と短く強力な鎮痛作用をもつ．ただし，重篤な合併症に胸壁の筋硬直があるため気道管理を行える環境および習熟した医療者の管理下で使用する．

◆ モニタリング

　鎮静・鎮痛薬中のモニタリングは，可能な限り検査を受ける子どもの傍で行う．実施者は，子どもの名前，体重，バイタルサイン，鎮静薬の投与量，投与時間を記録する．呼吸数，胸郭の動きや呼吸パターンに注意しながら，SpO_2モニターや心拍数を持続的に観察し，呼吸数，血圧を間欠的に測定（深い鎮静では5分間隔）して経時的に記録する．MRIや暗い部屋での鎮静時は，カプノメータを併用することで早期に呼吸状態の悪化を捉えることができる．鎮静中に抑制帯を使用しているときは，手足を観察しやすくするために露出しておく．気道の開通を確認するために頭部の位置を頻回に確認する．また鎮静レベルをModified Ramsay Sedation Scaleを用いてくり返し評価を行い，期待する鎮静レベルを維持する．

- ☑ 小児の鎮静・鎮痛は年齢に合わせた製剤，投与方法を選択する．
- ☑ 鎮静・鎮痛に使用する薬剤の特徴を理解する．
- ☑ 鎮静レベルのモニタリングでは，気道・呼吸状態の観察が重要である．

〈宇城敦司〉

第3章 様々な状況での鎮静・鎮痛

6 小児
Q85 合併症にはどのようなものがありますか？

　小児の鎮静・鎮痛に伴う合併症は，**気道・呼吸にかかわる合併症**が最も多い．2013年に報告されたMRI検査を行う小児患者の鎮静管理に関する実態調査において，一番多い合併症が**呼吸抑制・チアノーゼ**，次いで**呼吸停止**であった．

　呼吸器系合併症が起こりやすい理由として，小児の解剖学的特徴がある．アデノイド，口蓋扁桃肥大といった小児によくみられるものから，巨舌を伴う21トリソミーなどの染色体異常，頻度は少ないが，小顎症を伴うPierre Robin症候群，頭蓋縫合早期癒合症のCrouzon症候群などがある．高度の側弯症や悪性リンパ腫などの頭頸部および縦隔腫瘍においても呼吸障害が生じやすいため注意する．

　脳性麻痺などの小児神経筋疾患では，もともと咳嗽反射の減弱や呼吸筋力の低下，口腔内分泌物の増加があり，鎮静により呼吸障害が生じやすい．ゆえに，家族から普段の呼吸状態や呼吸が安定する体位，分泌物の量，気管・口腔内吸引の頻度，嚥下時のむせを確認しておくことが大切である．

　次に多い小児の鎮静・鎮痛に伴う合併症は，**徐脈や低血圧などの心血管系合併症**である．小児，特に乳幼児の心拍出量は心拍数に依存しており，鎮静に伴う徐脈によって血圧低下など循環動態の変動が起こりやすいため注意する．

　小児の鎮静に伴う合併症は，手技や検査中の観察のし易さにも影響される．MRI検査では，医療従事者が傍につくことが難しく，ガントリー内にもち込める機器にも制限があるため患児の呼吸状態の把握が難しい．さらに頭部MRIでは検査時に頭部の屈曲位をとるため相対的に頭部の大きい乳幼児は合併症の危険が増大する．それゆえ合併症の危険が高い子どもは，小児麻酔科医があらかじめラリンゲルマスク，i-gel，air-Qなどの声門上デバイスや気管挿管により気道を確保した後に検査を行う必要がある．

Point

- ☑ 小児の鎮静・鎮痛では，気道・呼吸にかかわる合併症が最も多い．
- ☑ 小児の解剖学的特徴や症候群に対する理解を深める．
- ☑ MRI検査では合併症が起こるリスクが高いため特に注意が必要である．

〈宇城敦司〉

第3章 様々な状況での鎮静・鎮痛

Q86 7 歯科
歯科治療では**どのような処置**のときに，どのような**鎮静**を必要としますか？

Answer

　歯科治療は，口腔という**気道における細かな操作**である点が特徴である．すなわち口腔内でさまざまな器具を使った治療を行う場合には，治療途中で患者が口を閉じたり噛みこまれると危険であり，また治療行為自体ができなくなる．抜歯のような出血を伴う治療では意識が薄くなると圧迫のためにガーゼを咬ませることができなくなり，その結果抜歯窩から出た口腔内に貯留した出血は塊となり気道閉塞を引き起こす可能性を生じる．歯や充填物の切削には高速の切削を多量の注水下で行うために口腔内には水が貯留するため，誤嚥や気道閉塞さらには喉頭痙攣発生にも注意する必要がある．また術中には自分で噛んでもらうことによって，かみ合わせ（咬合）の確認をする場合もある．一般的に，歯科治療は1回で終了することは少なく，数回の治療をくり返して病態，症状の変化に合わせて使用する薬剤や治療内容を修正・調整するため，治療頻度の面からも全身麻酔との使い分けが必要である．

　以上のように，歯科治療に対する鎮静を行う場合にはこうした条件を満足させなければならず，ただ単に不安を鎮静すればよいというわけにはいかない．

◆ 実際の適応

● 不安患者

　歯科治療に対しては多くの患者は不安を抱えているため，抗不安薬の使用は合目的である．

● 異常嘔吐反射

　口腔内に術者の指が入ることにより嘔吐反射を生じさせるため，鎮静をかけて反射を予防しなければ口腔内での細かな処置は不可能であるため適応となる．特に上顎全体の歯の型（印象）を採るとき，印象剤が硬化するまでの約1～2分間は十分な鎮静状態が得られなければならない．従って重症例では全身麻酔が必要となる．

● 疼痛性ショックの既往

　血管迷走神経反射のある患者の場合，鎮静法は反射発生を予防できる可能性

がある．

●非協力児（患者）
　数回の鎮静の経験を経ることにより，歯科治療自体に慣れてくることにより，鎮静法がなくとも治療できるようになる場合もある．

●精神障害または認知障害
　長時間の治療や検査のための静止に協力できないため，鎮静法により行動を抑制しなければならない場合は少なくない．

●振戦の強い患者
　頭部または手足の激しい動きは歯科治療の妨げになり，鎮静法のよい適応となる．

●循環器系患者
　虚血性心疾患など，心拍亢進や血圧上昇が循環系の安定を損ねる場合には鎮静法で不安を取り除き，また鎮痛効果による反射性頻脈による心への負荷を抑えることができる．

> **Point**
> ☑ 鎮静法は精神的・肉体的ストレスを取り除くことにより歯科治療を可能にすることができるが，治療内容によってはその方法・鎮静度を調節しなければならない．

〈瀬尾憲司〉

Q87 ７歯科
鎮静・鎮痛前の評価はどのようにしますか？

Answer

Q86で述べた適応をふまえて，特に重要な以下の3点について説明する．

◆ 障害者の場合

障害者の歯科治療では，患児（者）が一人で来院または入院できないことが多い．また処置前の禁食・禁水時間を順守させるためには，前日に入院させて第三者による監視が必要となる場合がある．多動性の有無を聞いておくことは個室へ入院させるか否かの決定に関係する．

処置室へ入室させることが困難である場合がある．鎮静法が未経験である場合，処置室がどういう場所であるか認識していないので入室が容易であったとしても，2回目の処置の場合などは先回の記憶が蘇り，処置室への移動を拒否する場合がある．注意しないと患児（者）は逃避する可能性もあるため，初回が成功したからといって次回も成功するとは限らないことを考えておくことが重要である．処置室に入室させるためにもある程度の鎮静を（前投薬を行う）行うことが必要であるが，その前投薬を内服させるためには錠剤が服用できるか否かを聞いておく．またミダゾラムなどの液体状の薬剤を使用するならば，嚥下障害の有無を確認しておく．さらに薬剤自身の苦さを隠すために甘いジュースなどに混ぜて内服させるためには，患児にはあらかじめ好み（の味）を聞いておく．

◆ 自閉症児の場合

自閉症児の歯科治療の場合などでは多くの点に注意が必要である．すなわち静脈ライン確保が可能か，または確保後にそのラインを維持することが可能であるかにも注意する．多くの場合，動きが強くラインの自己抜去の危険性も考えておく．また唾液の流出が非常に多い場合があり，そうした場合，鎮静後の口腔内に貯留した唾液吸引のためには，鼻腔から吸引カテーテルを挿入し，留置することが有効である．

◆ 口腔外科手術の場合

口腔外科手術の場合，**顔貌の変形**は気道確保の困難となる可能性がある．開

口障害や，下顎の大きな欠損はマスクフィットを困難にし，鎮静薬使用により生じた呼吸抑制に対して**バッグバルブマスクを使用した緊急対処を困難にする可能性がある**ため，気道確保に関してはあらかじめ注意する．また抜歯などの処置後に口腔内からの止血が必要となる場合には，一般的にはガーゼを咬ませて圧迫止血を行う．しかし，精神発達遅滞などでそれを理解できない場合には，咬ませたガーゼが口腔内へ落ちて気道閉塞を生じさせる危険性がある．したがって，あらかじめ患者には指示に従えるか否かを判断しておくことは重要である．

Point

- 術前の処置に対する不安は移動を困難にするため，前投薬による鎮静を計画する．また術後に残った鎮静は，気道閉塞などのさまざまな合併症を引き起こす危険性がある．

〈瀬尾憲司〉

Q88 ７歯科 鎮静・鎮痛前計画はどのようにしますか？

Answer

安全な鎮静法の実施のためには処置前に加え処置後にも十分な計画を立てておくことが必要である．

◆ 処置前

禁食禁水時間の順守：歯科治療とは口腔内で行われる処置であり，術者の指や各種の器械が口腔内に入ることから，反射性に嘔気や嘔吐を引き起こす場合がある．そのため十分な禁食・禁水時間を守らなければ吐物による気道閉塞や誤嚥を起こす．禁水開始時間は処置の2時間前からである点などは一般的な全身麻酔手術に準ずる．

しかし**あらかじめ食事を止めることが難しい場合がある**．すなわち，本人に病識がない場合は空腹に耐えられず，つい食事を口に入れてしまう危険性がある．その場合は前日からの付き添い者に監視してもらうことを検討する．

◆ 処置室への入室（親同伴）

処置をする部屋への移動には工夫を要する場合がある．特に一度強引に鎮静を導入したことがある患者は，その経験から処置室への移動を強く拒否する場合がある．患者が小さい場合は抱きかかえて入室させることも可能であるが，体の大きい患者の場合には，前室または病室で前投薬を服用させ，ある程度鎮静した状態で入室させる方がよい．鎮静薬を服用させた場合には呼吸抑制や転

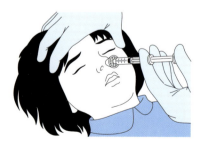

図1 ● 鼻腔へのミダゾラム噴霧

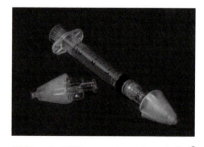

図2 ● ネイザル ファインアトマイザー®
（株）フジメディカルより許可を得て掲載

倒・転落の危険性があるため，可能なかぎり入室までは麻酔担当者が付き添わなければならない．

　前投薬の投与方法で一番手軽なのは**ミダゾラムの内服**である．投与量は0.5 mg/kgとすることが推奨される．筋肉内への注射という方法も古典的にはケタミン，ミダゾラム，ペンタゾシン，ヒドロキシジンなどが用いられている．最近では，鼻腔内スプレーによるミダゾラム投与も注目されている．すなわちミダゾラム 0.25/kgを**ネーザルアトマイザーで鼻腔内に噴霧**する（図1, 2）．約20分で十分な鎮静効果が得られ，覚醒への影響も少ないと報告されている[1]．こうした方法を工夫することにより，処置室で静脈ラインを確保できない場合でも円滑に処置室まで移動させることが可能である．

◆ 処置室内

　部屋に入ってから鎮静実施までに興奮する場合に備えて，環境整備をすることは重要である．すなわちお気に入りのビデオや音楽を流す方法も有効である．また興奮して手術室または処置室を動き回ることを考慮して，処置器材はなるべく患者から離して準備しておく必要がある．親や家族を同伴させることも有効な場合もある．

◆ 処置終了後

　鎮静から覚めたときに，興奮状態となる場合がある．呼吸抑制を確認して，ある程度の鎮静状態を保ったまま帰室させることが必要な場合もある．また，患者によっては**マスクによる酸素投与やモニター装着が困難になる**こともある．

☑ 侵襲の少ない方法で処置室へ入室，退室が可能になるように工夫する．

〈瀬尾憲司〉

文献

1) Chokshi AA, et al：Evaluation of intranasal Midazolam spray as a sedative in pediatric patients for radiological imaging procedures. Anesth Essays Res, 7：189-193, 2013

Q89 ７ 歯科 鎮静・鎮痛実施，モニタリングはどのようにしますか？

◆ 鎮静・鎮痛の実施

歯科治療で使用される鎮静法には以下の3種類がある[1]．これらの選択には静脈ライン確保が必要か，または可能であるか否かを考慮することが必要である．

●笑気吸入

図のような鼻マスクを装着し（図1），約30〜50％の笑気ガスを酸素に混ぜて，鼻から吸入させる方法[2]．呼吸抑制は少なく循環状態も安定しているために安全な方法であるが，鎮静度は軽度である．**口で呼吸せず鼻で呼吸するように注意させる**ことが必要である．50％以上の濃度での使用は，恐怖感を誘導するため控える．

●内服による鎮静

処置前にベンゾジアゼピン系薬剤を内服させて行う方法．内服量にもよるが，一般的には呼吸・循環抑制は少なく安全である．ただし，処置後車を運転して帰宅はさせないように注意する．**鎮静度を調整することができない欠点をもつ．**

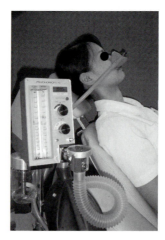

図1●鼻マスクによる笑気吸入

- 静脈内鎮静法

静脈内へミダゾラムやプロポフォールを投与して鎮静する方法．**ミダゾラムは笑気吸入とともに小児の歯科治療では有効である**という報告がある[1]．フェンタニルなどの鎮痛薬を必要に応じて投与することも可能．鎮静度を調節するためには，呼吸抑制・循環抑制に注意してモニターを行うことが必要である．

◆ モニタリング

呼吸・循環への影響を監視するためには，循環では血圧と心電図をモニターし，呼吸は呼吸数やSpO_2をモニターする．歯科治療ではカプノグラムは使いにくいことが多いが，酸素鼻カニューラにカプノモニターのサンプリングチューブを装着することにより呼吸の有無はある程度知ることができる（図2）．しかし**空気の混入により数値は$EtCO_2$（end tidal CO_2）を正確に反映することができない**．またSpO_2は呼吸停止してからの反応が遅い（130秒遅れる）ため，呼吸停止の迅速な発見はできない[3]．胸壁聴診器などの方が呼吸停止の発見には有効である．

また，呼吸音から呼吸数を算出して呼吸状態をモニターする器械があり，鎮静中の呼吸モニターとして使用可能である（図3）．

- 麻酔深度への影響

RASS（Richmond Agitation–Sedation）Score，SAS（Riker Sedation–Agitation Scale），Ramsay sedation scale（別項目参照）を鎮静度のモニターとして用いる．

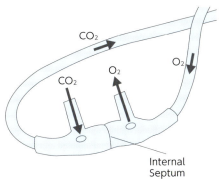

図2 ● 呼気中二酸化炭素モニターサンプリングチューブを併用した酸素鼻カニューラ

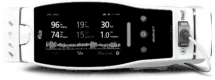

図3 ● New Radical-7®
マシモ社より許諾を得て掲載．

話し方の変化（呂律，反応時間の延長）は簡易な鎮静度モニターとなりえる．話しかけに応じた患者の受け答え方を観察することは有効である．また行動分析的には，目の焦点が合わない，瞼を閉じる状態（Verrill徴候）などが鎮静度を示す指標である[4]．最近ではBISモニターを測定して麻酔深度を調整することも行われている．処置後の問題点としては，**当日帰宅させるか否かを検討しなければならず，そのためには鎮静の方法を選択**しなければならない．

- ☑ 口腔の処置ではカプノモニターによる呼吸状態，顔の表情ともに正確に捉えることは難しい．

〈瀬尾憲司〉

文献

1) Lourenço-Matharu L, et al：Sedation of children undergoing dental treatment. Cochrane Database Syst Rev, 3：CD003877, 2012
2) Holroyd I：Conscious sedation in pediatric dentistry. A short review of the current UK guidelines and the technique of inhalational sedation with nitrous oxide. Paediatr Anaesth, 18：13-17, 2008
3) MacLeod DB, et al：The desaturation response time of finger pulse oximeters during mild hypothermia. Anaesthesia, 60：65-71, 2005
4) Donaldson D, et al：An objective evaluation of clinical signs used to assess sedation with intravenous diazepam. Anesth Prog, 27：18-20, 1980

Q90 7 歯科
合併症にはどのようなものがありますか？

Answer

◆ 異物

　歯科治療では口腔内でさまざまな歯科材料を使用する．さらに，それらを口腔内での切削などの処置とともに使用するために，結果としてさまざまな小物質が口腔に貯留することになる．そのため深い鎮静状態で患者が嚥下や鼻呼吸の調節を十分に行えない場合，口腔内にその治療によって生じたさまざまな材料の切削片に加え，血液の塊なども口腔内に残留する可能性がある．多くはガーゼなどを使用して咽頭への落下を防ぐようにはしていることが行われているが，一方でこれ自体が気道抵抗を増大させ，さらには気道を閉塞する危険性があることにも注意しなければならない．

◆ 喉頭痙攣

　歯の切削のために冷却したり，また洗浄に注水した水は口腔内に貯留することになる．患者は意識がある間はよいが，鎮静が深くなると咽頭部での液体の貯留を調節し嚥下を抑制することが困難になる場合がある．そうした場合，咽頭部へ液体は不用意に流れ込み，その結果喉頭を刺激することがある．結果として喉頭痙攣を生じさせることになる．

◆ 気道閉塞

　鎮静を行うと患者は自発的に開口状態を維持することができなくなるために，歯科治療が困難になる場合がある．そうした場合，開口器などを使用して強制的に口を開かせることを行う場合があるが，これは気道を閉塞し呼吸を困難にすることが報告されている[1]．

◆ 呼吸抑制

　歯科治療中における鎮静薬の呼吸抑制による低酸素症の発生は，高流量の鼻カニューラからの酸素投与で予防できる[2]．

◆ 誤嚥

　　口腔内の処置では開口したままであるために嚥下が困難となることがあり，鎮静中に嘔吐したり，また唾液などを誤嚥することがある．

☑ 開口した状態での鎮静は気道の保持を不安定にする．

〈瀬尾憲司〉

文献

1） Ito H, et al：Maximum opening of the mouth by mouth prop during dental procedures increases the risk of upper airway constriction. Ther Clin Risk Manag, 6：239-248, 2010
2） Sago T, et al：A nasal high-flow system prevents hypoxia in dental patients under intravenous sedation. J Oral Maxillofac Surg, 73：1058-1064, 2015

第4章 現状と展望　1 米国における鎮静・鎮痛の現状と問題点

Q91 米国における中等度鎮静の現状はどのようになっていますか？

Answer

中等度鎮静は，米国の病院のあらゆる場所で，麻酔科医のみではなく，多様な麻酔科以外の専門医によって行われている．本稿では，痛みや不快感を伴う処置を行うための鎮静および鎮痛，すなわち"Procedural Sedation and Analgesia：PSA"（＝処置時の鎮静および鎮痛）における中等度鎮静に関して述べる．

◆ 中等度鎮静の現状は，世界的に見ると3つのカテゴリーに分けられる

中等度鎮静はリスクが伴う手技である．リスクを最小限にしようとすれば，すべての中等度鎮静を手術室で麻酔科医が行うという方法がある．しかし多くの国では現実的ではない．患者にとっても，医療費が高くなる，手術室が空くまで処置を待たなければならないなど，好ましくない点も多い．

Kraussらは，2006年のLancet誌上のReviewにおいて，処置時の鎮静および鎮痛の現状を，誰が行うのか，どこで行うのかという点から3つのカテゴリーに分けている（表）[1]．この分類は，中等度鎮静にそのまま当てはめられる．

この各国における現状の違いは，人的資源（例：麻酔科医の数）や物的資源（例：モニタリング機器）の違いや，非麻酔科の中等度鎮静に関するトレーニングの現状を反映していると思われる．

表 ● 世界的に見た，処置時の鎮静および鎮痛の現状

	鎮静・鎮痛担当者	実施場所	代表的な国
限定型	麻酔科医に限定	手術室のみ	多くのヨーロッパ，アジア，アフリカ，ラテンアメリカ諸国
やや限定型	麻酔科医に加えて，少数の麻酔科以外の医師も中等度鎮静を施行	手術室および限定された場所	イギリス，シンガポール，香港，韓国
非限定型	麻酔科医に加えて，多様な麻酔科以外の医師が中等度鎮静を施行	前述に限定されない多様な場所（例：内視鏡室，心臓カテーテル室，一般病棟）	米国，カナダ，オーストラリア，ニュージーランド，日本

◆ 多様な麻酔科以外の専門医によって行われている中等度鎮静

　米国では，中等度鎮静が，病院内の多様な場所で，麻酔科医のみではなく，多様な麻酔科以外の専門医によって行われている．これは，カナダ，オーストラリア，ニュージーランドなどの国と同様である．

　救急外来においては主に救急医が中等度鎮静を行う．内視鏡室では，内視鏡施行医の指示のもと，看護師が鎮静薬を投与するということも一般的に行われる．手術室外で超短時間作用型の鎮静薬（例：プロポフォール）が使用可能になったり，カプノグラフィーなどのモニター機器の進歩によって比較的安全に中等度鎮静が行えるようになったりしたことが，手術室外での中等度鎮静，ときに深鎮静が行われるようになった理由であろう．

　以前は積極的に鎮静の対象と考えられていなかった処置にも，鎮静が行われるようになってきていることも関係しているかもしれない．筆者が勤める米国のERでも，膿瘍の切開排膿時や骨折の整復などの際に，患者側から鎮静を希望されることも多い．

◆ 求められる麻酔科医

　中等度鎮静が，病院内の多様な場所で，多様な麻酔科以外の専門医によって行われている米国の現状において，麻酔科はどのような役割を果たしているのであろうか？米国の病院においても，麻酔科は院内の鎮静に関するルール作りやトレーニング，中等度鎮静の質管理に関して中心的な役割を果たしている．またリスクが高い患者のコンサルテーションを受ける．リスクが許容範囲である患者では，麻酔科以外の医師が中等度鎮静を施行する．

　中等度鎮静が麻酔科以外の医師によって施行されることが多い半面，より麻酔科医にかかわってほしいという要望も多い．Gaitanらは，米国の電気生理学カテーテル検査の研修病院95カ所を対象にアンケート調査を行っている（38施設が回答．回収率は40％）．この鎮静に関するアンケート研究において，1/4以上の施設が頻繁（＞50％）もしくは毎回麻酔科に鎮静を施行してもらいたいと思っているが，麻酔科医がカテーテル室に来るのが人的資源の問題で難しい，スケジュールを組むのが困難などの理由で，麻酔科医に鎮静を頼めないという現状を報告している（図1）[2]．

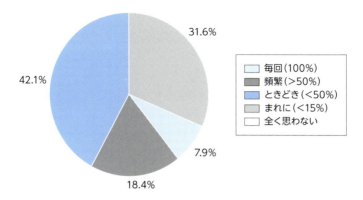

図1 カテーテル室での鎮静はどのくらい麻酔科医に実施してもらいたいと思いますか？
文献2より引用

◆ The Joint Commission（TJC）により病院内の統一した鎮静のルール作りが求められる

　中等度鎮静にかかわる専門家が属する学会や，看護系の組織が，それぞれにガイドラインを出している．最も頻繁に引用されるものは，米国麻酔科学会が発表している，「非麻酔科医のための鎮静/鎮痛薬投与に関する診療ガイドライン」である[3]．2001年の時点で，米国内だけでも16のガイドライン（世界的には，27）があり，それぞれで整合性がとれていない部分もあった．米国の第三者評価認証機関であるThe Joint Commission（以下TJC）はそのような現状に対して，病院内で統一した鎮静のルール作りを，病院認証の必須項目にしている．"この鎮静と麻酔の基準は，状況や目的，投与方法に関わらず当てはまる（The standards apply for sedation and anesthesia when patients receive in any setting for any purpose, by any route, moderate or deep sedation, 以下省略"[4]，下線は筆者）と記載があり，このルールはどの場所においても，どの投与方法においても，同じ基準が当てはまる（詳細は**第4章-1-Q93参照**）．

◆ 薬剤の選択では，ミダゾラムとフェンタニルの組合わせが多いが，プロポフォールの使用も多くなっている

　不快感や痛みを強く伴う手技では，短時間作用のミダゾラムとフェンタニルの組み合わせが用いられることが多い．プロポフォールは1980年代から使用

可能になったが，手術室外の鎮静で用いられるようになったのは比較的最近である．大腸内視鏡時の鎮静を対象にした研究では，ミダゾラムとフェンタニルがよく用いられているものの，プロポフォールの使用が近年増えているのがわかる（図2）[5]．

デクスメデトミジンの使用は報告されているが，いまだに高価であること，効果発現までに時間がかかること，鎮痛作用が期待できないことから，米国の日常診療においてはそれほど強い支持を得るには至っていない．

◆ 米国におけるプロポフォールを巡る問題

本邦において，小児患者に対するプロポフォールの使用に関して社会的に取り上げられることになった．しかし米国においては，全く違う観点から中等度鎮静におけるプロポフォールの使用が問題になっている．

米国における，製薬会社によるプロポフォールの添付文書には，"全身麻酔を実施するトレーニングをした者のみ，本薬剤を投与すべきである（only those persons trained in the administration of general anesthesia should administer the drug）"という表記があるが，米国の内視鏡室の現場において，内視鏡医の指示のもと，看護師がプロポフォールを投与しているという現状がある．これを，Nurse-Administered Propofol Sedation（以下NAPS）と言う．NAPSを巡って，上記の添付文章の一文を削除せよという内視鏡関連団体と，そもそもNAPS自体が危険なのではないかという麻酔科関連団体が対立した．

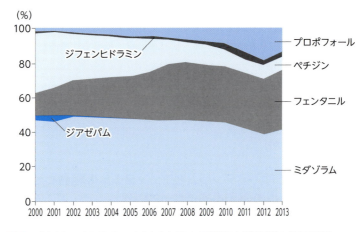

図2 ● 2000〜2013年における大腸内視鏡時の鎮静薬の使用状況
文献5より引用

また麻酔行為を許された専門認定看護師である，Certified Registered Nurse Anesthetist（CRNA：看護麻酔師）も看護師の鎮静薬投与に反対した．結果として，議論はやや政治的な方向に向かい，近年議論自体は沈静化しているものの，完全には解決していない．

- ☑ 米国における中等度鎮静は，麻酔科および多様な専門医（非麻酔科医）によって，病院内のあらゆる場所で行われている．
- ☑ 処置時の鎮静および鎮痛の実施状況は，世界的に見ると3つに分けられる．

〈乗井達守〉

文献

1) Krauss B & Green SM：Procedural sedation and analgesia in children. Lancet, 367：766-780, 2006
2) Gaitan BD, et al：Sedation and analgesia in the cardiac electrophysiology laboratory: a national survey of electrophysiologists investigating the who, how, and why? J Cardiothorac Vasc Anesth, 25：647-659, 2011
3) American Society of Anesthesiologists Task Force on Sedation and Analgesia by Non-Anesthesiologists：Practice Guidelines for Sedation and Analgesia by Non-Anesthesiologists. Anesthesiology, 96：1004-1017, 2002
4) The Joint Commission（http://www.jointcommission.org）
5) Childers RE, et al：Practice patterns of sedation for colonoscopy. Gastrointest Endosc, 82：503-511, 2015

第4章 現状と展望　❶米国における鎮静・鎮痛の現状と問題点

 米国における中等度鎮静のトレーニングはどのようになっていますか？

　中等度鎮静のトレーニングは，麻酔科だけでなく，鎮静にかかわることが多い麻酔科以外の専門科（例：救急科，消化器内科）の専門研修においても重要な項目として位置づけられている．半日から1日程度の集中的なトレーニングコースも多い．

◆ 集中的なトレーニングコースの内容

　米国の第三者評価認証機関であるThe Joint Commission（TJC）は，鎮静施行者は，鎮静前の評価，適切なモニタリング，合併症が起きた際のレスキュー，鎮静終了後の評価を行える必要があると決めている．しかしTJCのルール自体は最低限のものであり，細かな内容に関しての取り決めはない．一般的なトレーニングコースは，米国麻酔科学会が発表している，「非麻酔科医による鎮静/鎮痛に関する診療ガイドライン」[1]に沿ったものである．カリキュラムは，①鎮静前の評価，②鎮静の深度分類，③モニタリング，④合併症発生時の対処法，⑤鎮静終了後の対応などが含まれる．具体的なトレーニングコース例として，米国麻酔科学会が運営するオンラインコースのカリキュラム（数時間程度）（表1）と，筆者が所属するニューメキシコ大学で，救急科が麻酔科の協力のもと運営する1日コースのカリキュラム（表2）および実際の様子（図）を提示する．

表1 ● 米国麻酔科学会が運営するオンラインコースのカリキュラム

コース内容（原文）	日本語訳
Introduction to Moderate Sedation Course	中等度鎮静コースのイントロダクション
Sedation Continuum	鎮静（深度）の連続性
Preprocedure Patient Evaluation and Preparation	処置前の評価と準備
Rescue	レスキュー（合併症発生時の対処法）
Respiratory Complications	呼吸器系の合併症
Patient Safety Monitoring	患者安全とモニタリング
Airway Assessment and Management	気道の評価と管理
Sedation Pharmacology	鎮静薬の薬理学

文献2より引用

表2 ● 処置時の鎮静および鎮痛のための1日コースのスケジュール概要

Time	
7:30〜8:00	Welcome and Registration
8:00〜8:30	Introduction and Foundations for Procedural Sedation
8:30〜9:15	Monitoring and Equipment
9:15〜9:30	Break
9:30〜10:30	Sedation Pharmacology
10:30〜10:45	Break
10:45〜11:30	Preventing Complications
11:30〜12:00	Special Populations: Pediatrics/Geriatrics
1:00〜4:00	Rotate Through Stations：(30 minutes each station with 10 minute break between each station)
	Station 1：Airway Skills
	Station 2：Equipment/Simulation Station
	Station 3：Adult Case Discussion
	Station 4：Pediatric Case Discussion
4:00〜5:00	Developing a Sedation Program

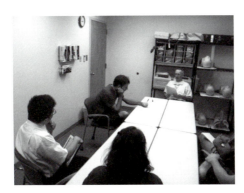

図1 ● 処置時の鎮静および鎮痛のコースにて，症例ディスカッションをしている様子

写真後方でディスカッションを促している指導医と，写真前方のコース参加者

◆ Privilege（手技をする特権）と鎮静

　米国の病院では，医者が何かの手技や手術をしようとする場合，事前にPrivilege（手技をする特権）を申請し，病院から許可してもらう必要がある．例え

ば，外科医が虫垂炎のPrivilegeを申請していなければ，技術的にはできても，その病院では虫垂炎の手術を行うことはできない．他の例として，気管挿管，骨折の整復などの手技も，同様にPrivilegeの申請が必要である．

　中等度鎮静や深鎮静も，同様に"手技"と考えられており，病院内で行うためにはPrivilegeを申請し，許可を得ておく必要がある．中等度鎮静のPrivilegeを申請するための必要条件は，病院ごとに異なる．通常は，Advanced Cardiac Life Support（ACLS）か，小児であればPediatric Advanced Life Support（PALS）のプロバイダーであることは最低限必要である．それに加えて，病院が開催している中等度鎮静のコースもしくは，外部の団体が提供しているコースの受講を義務付けていることも多い．鎮静の深度は連続的であり，中等度の鎮静を行っていても，意図せずして深鎮静になることがある．そのため，**中等度の鎮静を行う者は，深鎮静時の対応ができることがPrivilege取得の必要条件**である．

　ACLSやPALSのプロバイダーでない医師や，適切なコースを受講していない医師は病院内で中等度鎮静が行えない．深鎮静のPrivilegeの申請は，当然ながらより厳しい．前述と同じ理由で，深鎮静のPrivilegeの申請には，全身麻酔になってしまった場合の対処が可能であることを証明する必要がある．

　病院によって異なるが，鎮静がその専門科の中心的な内容である科（麻酔科，救急科，集中治療科など）の医師は，専門医を保持していることで，中等度鎮静，深鎮静のPrivilegeの申請をできることが多い（すなわち，コースの受講やALCS/PALSの保持がなくても，その科の専門医であれば，安全に鎮静が行えるであろうとみなされる）．

◆ 非麻酔科専門研修における位置づけ

　処置時の鎮静および鎮痛を日常的に行う専門科においては，その研修カリキュラムにおいても，中等度鎮静や深度鎮静のトレーニングは重要視されている．例えば，救急科専門医を取得するためのレジデンシーにおいては，レジデントは**安全に**，鎮痛，麻酔，処置時の鎮静を，どのような状況でも，小児から高齢者まですべての年齢において行えるように決めている（"Residents must provide safe acute pain management, anesthesia, and procedural sedation to patients of all ages regardless of the clinical situation."[3]と記載されている）．またレジデントは，最低10例の処置時の鎮静および鎮痛症例の経験と，その症例登録が研修終了のために必要である．救急科のレジデンシーでは，ほぼ毎日のように中等度鎮静を経験するため，レジデンシープログラム卒業まで

に100例以上経験することは珍しくない．

◆院内での鎮静トレーニングにおける麻酔科医の役割

　以前のTJCのルールでは，麻酔科医が院内の鎮静全般（トレーニングも含む）に責任ももつ"in charge"という記載であったが，現在は少し表現が変わり，"plays an important"という表現に変わっている．しかし，院内におけるトレーニングやそれと密接にかかわる質評価などにおける麻酔科の役割は，以前きわめて大きい．院内での鎮静のためのトレーニングコース開催を麻酔科や，救急科と麻酔科が合同で行っている病院もある．

- ☑ 集中的なトレーニングコースがある．
- ☑ 中等度鎮静のPrivilege（手技をする特権）を申請するためには，深鎮静時の対応ができることが最低必要条件である．
- ☑ 中等度鎮静のトレーニングは，麻酔科だけでなく，麻酔科以外の専門科（例：救急科，消化器内科）においても重要な研修項目である．

〈乗井達守〉

文献

1) American Society of Anesthesiologists Task Force on Sedation and Analgesia by Non-Anesthesiologists：Practice Guidelines for Sedation and Analgesia by Non-Anesthesiologists. Anesthesiology, 96：1004-1017, 2002
2) American Society of Anesthesiologists（https://www.asahq.org/education/online-learning/safe-sedation-training-moderate）
3) The Accreditation Council for Graduate Medical Education（ACGME）（http://www.acgme.org/acgmeweb/）

第4章 現状と展望　1 米国における鎮静・鎮痛の現状と問題点

Q93 The Joint Commission (TJC) における鎮静とはどのようなものですか？

Answer

　The Joint Commission（以下TJC）は，米国の第三者評価認証機関である[1]．現在米国のほぼすべての病院がTJCから認証を受け，その認証自体が医療保険会社からの支払いに直結しているため，その影響は大きい．TJCにおける麻酔および鎮静とは，"手術や処置を行うために，意識を部分的に，もしくは完全になくす目的で薬剤を投与することである"とされている（"The administration to an individual, in any setting, for any purpose, by any route, of medication to induce a partial or total loss of sensation for the purpose of conducting an operative or other procedure."とある）．

　TJCの認証において患者の安全はきわめて重要な項目であり，特にそのなかでも鎮静は重要視されている．

　Joint Commission International（JCI）は，TJCの国際部門として，1994年に設立された機関である（詳細は表）．米国基準で，病院の第三者評価を行っている．この基準は，他国に比べるとかなり厳しい．本稿では，TJCにおける鎮静について紹介するが，同様の基準がJCIにも当てはまる[2]．

◆ TJCにおける鎮静の分類

　TJCにでは，鎮静を深度に応じて4つに分類している．これは，米国麻酔科学会作成の「非麻酔科医による鎮静/鎮痛に関する診療ガイドライン」に沿ったものである．米国を含め多くの国の病院で受け入れられている．この4つは，連続したもので，中等度の鎮静と深鎮静，または深鎮静と全身麻酔の間に明確なラインがあるわけではない（詳細は第1章−1−Q4参照）．

◆ TJCと鎮静の歴史

　TJCの歴史について表にまとめる．1985年までの時点で，種々の団体によって多くの異なる鎮静のためのガイドラインが制定されていた．ガイドラインの数は少なくとも27に上り，互いのガイドライン同士で一致しない点もあった．1990年代はじめにJoint Commission on Accreditation of Healthcare Organizations（JCAHO，TJCの前身団体）は，処置時の鎮静および鎮痛に強い関心を示し，病院内で統一された基準が適応されるように求めた．すなわち，中

表 ● The Joint Commission (TJC) と Joint Commission International (JCI) と歴史

1917	American College of Surgeons が"病院の最低限の基準"を制定
1951	American College of Physicians, American Hospital Association, American Medical Association, Canadian Medical Association が American College of Surgeons と合同で Joint Commission on Accreditation of Hospitals (JCAH) を設立
1979	American Dental Association が JCAH の法人会員になる
1986	Quality Healthcare Resources が JCAH の子会社として設立
1987	Joint Commission on Accreditation of Healthcare Organizations と改称（活動範囲が病院だけでなく，クリニックなどの病院以外の医療機関に広がったため）
1994	JCAHO と Quality Healthcare Resources で，その国際部門として Joint Commission International (JCI) を設立
1999	Quality Healthcare Resources が Joint Commission Resources (JCR) と改称．JCI はその一部門になる
2007	JCAHO が The Joint Commission と改称

文献3より引用

等度鎮静であれば，それが手術室，内視鏡室，救急外来においても，同じような病院内の基準（評価，モニタリングを含む）が適応されるようになった．

◆ TJC と鎮静のルール

前述の JCAHO（TJC の前身団体）は，病院内での統一した鎮静のルール作りを，病院認証の必須項目にし，それは TJC にも引き継がれている．**どの場所においても**（例：手術室，内視鏡室，救急外来，MRI 室），**どの投与方法においても**（例：吸入麻酔，経静脈的，筋肉注射），**同じ基準**（資格をもった鎮静施行者が鎮静を行うこと，適切なモニタリングがされていることなど）が**当てはまる**〔"The standards for sedation and anesthesia care apply when patients in any setting receive, for any purpose, by any route"[1]（下線は筆者）と記載されている〕．

病院内のどの場所においても当てはまる，"uniform"（均一）なルールの作成は，鎮静にかかわる各部署，各科が合意する必要がある．鎮静を施行する医療者は，病院のそのようなルールを知っておく必要がある．

Pitetti らは，TJC のルール適応以降，ピッツバーグ小児病院の小児鎮静における有害事象が著明に減少したと報告している[4]（図）．有害事象で最も多かったのは低酸素血症であった．観察研究であり，TJC のルール適応以外の交絡因子の存在の可能性も十分にありえる．むしろこの報告のポイントは，鎮静の実

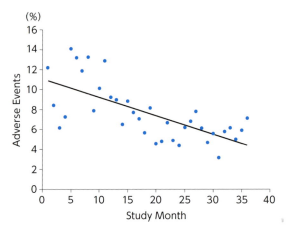

図 ● 各月ごと（研究期間中）の有害事象発生率の散布図
文献4より引用

施をすべて記録し，そのなかでも有害事象を記録，評価しているということかもしれない．それこそがTJCが病院認証において求めていることである．

◆ TJCにおける鎮静施行者

　TJCは，鎮静施行者の資格について定めている．鎮静前の評価，適切なモニタリング，合併症が起きた際のレスキュー，鎮静終了後の評価が行える者（のみ）が鎮静を施行してよいとしている．TJCのルール自体は最低限のものであり，細かな内容に関しての決まりはない．そのためTJCのルールに応じて，各病院が鎮静施行者に必要な，Privilege（手技をする特権）に必要な項目を定めている（**第4章-1-Q92参照**）．

◆ ルールは薬剤の種類によらない

　軽度の鎮静によく使われるベンゾジアゼピン系薬剤のミダゾラムでも，多量に用いれば，意図するしないにかかわらず深鎮静に成り得る．逆に，全身麻酔に用いられることがあるプロポフォールでも，少量のみに用いれば軽度の鎮静に成り得る．そのためTJCでは，**鎮静，特に中等度の鎮静にかかわるルールは，薬剤の種類に関係ない**と明確に述べている．

◆ TJCにおけるモニタリング

　TJCでは，中等度の鎮静中に適切にモニタリングを行うことを義務付けている．その中身に関して細かな決まりはないが，心電図モニター，酸素飽和度モニター，非侵襲的な血圧測定モニターは通常必要とされる．カプノグラフィーは必須ではないが推奨される．

Point

- ☑ The Joint Commission（TJC）は米国の第三者評価認証機関であり，鎮静における基準を定めている．
- ☑ TJCにおける鎮静の分類は，米国麻酔科学会のガイドラインにおける分類と同様である．
- ☑ TJCは病院ごとに，病院内のすべての場所で当てはまる鎮静の統一基準作成を求めている．

〈乗井達守〉

文献

1 ）The Joint Commission（http://www.jointcommission.org）
2 ）野村 岳志：JCI（Joint Commission International）基準の鎮静管理．日本臨床麻酔学会誌，34：275-280, 2014
3 ）Viswanathan HN & Salmon JW：Accrediting organizations and quality improvement. Am J Manag Care, 6：1117-1130, 2000
4 ）Pitetti R, et al：Effect on hospital-wide sedation practices after implementation of the 2001 JCAHO procedural sedation and analgesia guidelines. Arch Pediatr Adolesc Med, 160：211-216, 2006

第4章 現状と展望　2 日本における鎮静・鎮痛の現状と問題点

Q94 日本における中等度鎮静の現状はどのようになっていますか？

Answer

◆ 全身麻酔に比べ無法地帯の中等度鎮静

　最近は中等度鎮静という概念の普及により，その意味を説明できる医師も増えたと考える．しかし，全身麻酔の麻酔件数同様に中等度鎮静の件数を把握している病院はどのくらいあるであろうか？　また，どの部署，どの病棟で鎮静業務が行われているか全容を把握している病院も少ない．鎮静も全身麻酔もどちらも同じ薬剤を静脈内に投与するにもかかわらず，医師も医療機関も鎮静と全身麻酔を別と考えている．

◆ 医師個人の経験による鎮静薬剤選択

　日本では医師であれば誰でも鎮静薬の投与が可能である．また，麻酔薬と分類されている薬剤の静脈内投与も可能である．しかし鎮静薬の使用方法についての教育を受ける機会は少ない．個人個人の医師が，先輩医師のやり方を踏襲して同じように鎮静薬を投与している．薬剤の薬理効果，薬物動態などの詳細を知らずに鎮静薬の投与を行っている現状がまだ残っている．

◆ 次々発行の鎮静ガイドライン

　鎮静時のインシデント，アクシデントの発生数の多さから種々の状況下の鎮静のガイドラインが発行された．日本消化器内視鏡学会から「内視鏡診療における鎮静に関するガイドライン」，日本小児科学会から「MRI検査時の鎮静に関する共同提言」，日本歯科麻酔学会から「歯科診療における静脈内鎮静法ガイドライン」など，多くのガイドラインを確認できる．鎮静業務における種々の問題が意識され始めた証拠と考えるが，その内容の全医師への周知，浸透はまだ不十分である．

◆ 鎮静スコアリング

　鎮静のスコアリングは一般化してきており，知らない医療関係者は少ないのではないであろうか？　鎮静スコアといえば，以前はRamsay鎮静スコアが簡便であったため多くの医療関係者が用いていた．しかし，Ramsay鎮静スコアは

不穏・興奮の程度を適切にスコア化できないことから，現在はRASS（Richmond Agitation-Sedation Scale）が広く用いられてきている．その他にSedation-Agitation Scale（SAS），Motor Activity Assessment Scale（MAAS）などがあるが，成人症例の場合はRASSを用いるのが一般的であろう．RASSは評価手順も決まっているので，シミュレーションなどで確認してから用いるのがよい．

◆ 鎮痛スコアリング

鎮痛スコアリングは以前から用いられているNumeric Rating Scale（NRS）やVisual Analogue Scale（VAS）などが一般的である．また，人工呼吸管理をされている患者では，コミュニケーションがとりづらいためBehavioral Pain Scale（BPS）なども用いられている．

◆ せん妄のスコアリング

せん妄のスコアリングはこの数年で大きく変化した．特に低活動型せん妄の概念が普及したのは画期的であろう．Delirium Rating Scale-Revised-98（DRS-R-98）がせん妄のスクリーニングに使用されている．集中治療室の患者ではConfusion Assessment Method-for the ICU（CAM-ICU）またはIntensive Care Delirium Screening Checklist（ICDSC）を使用している施設が増えてきている．

◆ 不十分な患者教育による鎮静開始

日本の医療は良くも悪くも医師へのお任せ医療であったと考える．患者は治療を医師に任せ，医師も患者に医療教育をすることはなかった．現在では多くの病院がインフォームドコンセントを得るときに短時間の簡便な患者教育を行っているが，まだ十分とは言えない．そのため医師と一緒に病気と向き合う，一緒に治療を行う（鎮静の必要性を理解して治療を受ける）という意識は日本人にはまだ薄いと思われる．

- ☑ 医療行為においての鎮静の危険性が認識され，多くのガイドラインが示されている．ただし，医療関係者への周知，浸透はまだ進んでいない．
- ☑ 鎮静，鎮痛，せん妄スコアリングが用いられ始めている．
- ☑ 鎮静という概念，行為の患者教育は，まだ適切に行われていない．

〈野村岳志〉

第4章 現状と展望　2 日本における鎮静・鎮痛の現状と問題点

日本における中等度鎮静の問題点はなんですか？

◆ 全身麻酔と鎮静が区別されている

　医師ならだれでも鎮静薬の投与は可能である．静脈から簡易に投与できる鎮静薬であるが，全身麻酔薬と変わりない．患者によっては少量の鎮静薬の投与でも呼吸が止まり，血圧の急激な低下などが発生する．**浅鎮静から全身麻酔は一線上の医療行為である．しかし，言葉が異なり診療報酬区分も異なるため，異なった医療行為と考えられている**．これが日本における鎮静業務の最大の問題点なのである．

◆ 鎮静の必要性の検討，鎮静前患者評価，鎮静計画

　その鎮静は本当に必要なのであろうか？　この患者は鎮静によりどのような副作用，合併症が生じるリスクがあるであろうか？　どこで，どのような薬剤を投与して，どの深度の鎮静状態（浅鎮静，中等度鎮静，深鎮静）を目指して鎮静を行うのであろうか？　全身麻酔時には必ず計画を立てて行う麻酔薬の投与も，鎮静となると適当に麻酔薬を投与している医師が多いと思われる．

◆ 全身麻酔の説明同意書は必須だが，鎮静の説明同意書がない

　鎮静時のプロポフォール投与は，完全静脈麻酔による全身麻酔と同じである．全身麻酔を計画するときに患者および家族に説明して同意書をとっていると思うが，鎮静で同様な手続きをとっている医師，医療機関は少ない．

◆ タイムアウト

　手術開始前にタイムアウトを行う．これは，WHOの指針にあるように適切に手術を行うために必須である．そのときに，麻酔担当医は麻酔時の患者の予想されるリスクを全員に伝える．また，同意書の確認など必ず行わないと手術は開始にならない．同様に鎮静が必要な医療処置の場合もタイムアウトが必須と考えるが，鎮静開始時にタイムアウトをしている医療機関は少ない．

◆ 業務権限が曖昧な鎮静業務

あなたの医療機関では鎮静業務にかかわる業務権限がありますか？例えば，中心静脈穿刺は合併症が生じる危険な手技として，多くの医療機関で研修を受けた後に手技を行う業務権限が与えられる．しかし，多くの合併症が報告されている鎮静業務において権限を与えている医療機関は少ない．安易に行われる簡単な静脈注射ほど危険な医療行為はない．日本看護協会による「静脈注射の実施に関する指針」では**麻薬の静脈注射がレベル3**（医師の指示に基づき，一定以上の臨床経験を有し，かつ専門の教育を受けた看護師のみが実施することができる）で，**麻酔薬の投与がレベル4**（看護師は実施しない）の手技となっている．この実施範囲の項目に鎮静薬の投与も加えていただきたい．

◆ 診療報酬が時間で区別されている

鎮静に関与する診療報酬は，**10分未満の静脈麻酔120点，十分な体制で行う10分以上の静脈麻酔600点**という区分となる．10分未満の静脈麻酔の診療報酬が非常に低い．しかし，静脈麻酔薬が投与され呼吸が止まると，いくら投与前に酸素投与を行っていても，生命を脅かす重篤な合併症を発症するには10分も必要としない．この10分の区分基準はどこから来たのであろうか？

◆ 鎮静はスコアリングだけでモニタリングしていない

患者経過記録には鎮静度の項目があり，RASSの場合-3など経時的な値が記載されている．この値をただ，見ているだけでないだろうか？前日の経時的な変化と比べていますか？循環作動薬が投与されている患者さんの場合，心拍数，血圧，ときに心係数の変化により循環作動薬の投与量を変更する．鎮痛・鎮静薬投与中の患者さんの場合も同様に考える．このRASSの値，また他の鎮静スコアの値はすべて投与中の鎮痛・鎮静薬の量において患者が薬剤に反応している効果（鎮静度）である．常に投与量の増減を患者状態から判断するという，モニタリングが重要になる．

◆ 日本人は痛みに強い国民性？

日本人と欧米人など白人の術後疼痛に関する麻薬使用量を比較した研究では，日本人は麻薬使用量が少なく，痛みに強い国民性と言われている．ただし，一概に痛みに強いと考えるよりも，疼痛教育を受けていない可能性もある．

- 患者の状態は鎮静行為と全身麻酔の区別が難しいのに，保険診療を含めて医療従事者のなかで区別されている．
- 鎮静計画，鎮静前の患者評価，鎮静時のタイムアウトは絶対的に必須である．
- 鎮静・鎮痛はスコアリングからモニタリングに．

〈野村岳志〉

第4章 現状と展望　2 日本における鎮静・鎮痛の現状と問題点

Q96 今後の展望はどうなるのでしょうか？

Answer

◆ 鎮静教育と業務権限

　　今後の鎮静業務における改善項目として参考になるのは，**第4章-1**で述べられたJoint Commission International（JCI）の推奨であろう．米国麻酔科学会が2002年に発表した「非麻酔科医による鎮静/鎮痛に関する診療ガイドライン」がその基準となっている．麻酔業務をする医師が必ず麻酔科研修を行っているように，鎮静業務をする医師も鎮静について教育を受けた後に業務権限が与えられるという方向性となろう．鎮静行為は簡単に行える．静脈内に薬剤を投与すればいいだけである．しかし，いま投与した薬剤の薬物動態を知らない医師が薬剤を投与するという状況は認めてはならない．高い頻度で想定できる呼吸抑制について予防と発生時の対応はできなければならない．座学と一緒に緊急時の対処法をシミュレーション教育で確認することなど，これから安全な鎮静行為を行うにおいて教育は必要となると考える．

◆ 鎮静前診察の必須と薬剤師の介入

　鎮静前診察の必要性は前稿でも述べた．鎮静前に患者さんの全身状態の評価を行うことは必須だが，もう一つ忘れてならないのが**常用薬の確認，そしてそれらと投与予定の鎮静薬の相乗，相加作用**を理解する必要がある．例えばHIVプロテアーゼ阻害剤とミダゾラムの相互作用を知っている医師はどのくらいいるであろうか？　薬剤併用による効果を予想するためにも，薬剤師の関与による常用薬の確認と鎮静薬の適切投与量の決定が必要と思われる．

◆ 鎮静の患者教育，説明と同意書

　鎮静中に患者本人からは意思決定が不可能になる．特に中等度鎮静以上の鎮静において患者の意識をなくし，意思決定できなくなる．したがって，鎮静を行う場合は，**患者本人また親権者の同意書**は必須である．

◆ 院内統一した鎮静時のタイムアウト

　手術室に患者入室後，麻酔直前の患者再評価，外科手術時のタイムアウトは

世界中で定着してきている．チェックリストを用いて全員で手術前に種々確認を短時間で行う．これだけで患者リスクの軽減ができる．同様なことは鎮静時にも必要である．鎮静を行って処置を行うことは，全身麻酔による外科手術と同様に考え，**今後はタイムアウトを必須とすべき**である．そして，そのタイムアウトは院内のどの部署でも同じように適用すべきである．

◆ 鎮静中のバイタルモニタリングの標準化

米国麻酔科学会は2012年に10年ぶりに鎮静ガイドラインを更新した．このなかで大きく変わったのが，鎮静中のモニタである．2002年のガイドラインでは心電図，血圧，経皮的酸素飽和度測定（パルスオキシメータ）は必須で，呼吸数の計測，呼吸パターンの確認などを行うよう記載されている．しかし，2012年の「Update：Sedation and Analgesia by Non-Anesthesiologists 2012」ではさらに，呼気二酸化炭素モニタを推奨している．酸素投与している患者の場合，呼吸が減弱してもSpO_2は低下してこない．低下が確認されたときには，すでに動脈血二酸化炭素分圧が70 mmHg以上になっている場合も経験する．呼吸数の計測，呼吸パターンの確認を精確に行うのは難しく，やはり**呼気二酸化炭素分圧の測定を含む呼吸モニタリング**が必要である．

- ☑ 鎮静前患者評価，鎮静計画，鎮静の必要性の患者説明，同意書の取得を標準化とすべきである．
- ☑ 院内統一した鎮静時のタイムアウトチェックリストの作成が必要である．
- ☑ 鎮静時のモニタリングは項目を決定し，それを必須として，義務化する必要がある．

〈野村岳志〉

文献

1) American Society of Anesthesiologists Task Force on Sedation and Analgesia by Non-Anesthesiologists：Practice Guidelines for Sedation and Analgesia by Non-Anesthesiologists. Anesthesiology, 96：1004-1017, 2002
2) 小原勝敏，他：内視鏡診療における鎮静に関するガイドライン．Gastroenterological Endoscopy, 55：3822-3847, 2013
3) 「MRI検査時の鎮静に関する共同提言」，日本小児科学会・日本小児麻酔学会・日本小児放射線学会，2013
　https://www.jpeds.or.jp/modules/guidelines/index.php?content_id=33
4) 「歯科診療における静脈内鎮静法ガイドライン」，日本歯科麻酔学会，2009
5) 卯野木健，他：成人ICU患者においてはどの鎮静スケールが有用か？―文献を用いた4つの鎮静スケール

の比較―. 日集中医誌, 15：179-188, 2008

6) Ely W, et al：Delirium in mechanically ventilated patients:validity and reliability of the confusion assessment method for the intensive care unit (CAM-ICU). JAMA, 286：2703-2710, 2001
7) Tomasi CD, et al：Comparison of CAM-ICU and ICDSC for the detection of delirium in critically ill patients focusing on relevant clinical outcomes. J Crit Care, 27：212-217, 2012
8) Truman B & Ely EW：Monitoring delirium in critically ill patients. Using the confusion assessment method for the intensive care unit. Crit Care Nurse, 23：25-36; quiz 37-8, 2003
9) 日本集中治療医学会J-PADガイドライン作成委員会：日本版・集中治療室における成人重症患者に対する痛み・不穏・せん妄管理のための臨床ガイドライン. 日本集中治療医学会雑誌, 21：539-579, 2014
10) 「静脈注射の実施に関する指針」, 日本看護協会, 2003
11) Campbell CM & Edwards RR：Ethnic differences in pain and pain management. Pain Manag, 2：219-230, 2012
12) Streltzer J & Wade TC：The influence of cultural group on the undertreatment of postoperative pain. Psychosom Med, 43：397-403, 1981
13) 「内視鏡看護記録実践ガイド」（日本消化器内視鏡技師会 看護委員会/監修）, 2013年10月改訂.
14) 「Statement on Granting Privileges for Administration of Moderate Sedation to Practitioners who are not Anesthesia Professionals」, The American Society of Anesthesiologists, 2011
http://www.asahq.org/
15) 「Sedation and Analgesia by Non-Anesthesiologists」, The American Society of Anesthesiologists, 2012
16) Haynes AB, et al：A surgical safety checklist to reduce morbidity and mortality in a global population. N Engl J Med, 360：491-499, 2009

索引

欧文

A〜C

α₂受容体作動薬 ……… 38

ABCDEバンドル ……… 174

ACLS ……………… 234

Advanced Cardiac Life Support ……………… 234

AGREE II ……………… 12

Aldreteスコアリング法 ‥ 91

AMPLE ……………… 194

ASA-PS (American Society of Anesthesiologists Physical Status) ‥ 71, 194

ASA-SED ……… 93, 123

Behavioral Pain Scale ‥ 63

BPS ……………… 63, 177

CAM-ICU ……… 181, 241

Clinical practice guidelines for the management of pain, agitation, and delirium in adult patients in the intensive care unit ……………… 17, 19

context-sensitive half-time ……………… 30, 36

COPD ……………… 104

COX ………………… 47

CPOT ……………… 177

D〜F

DAM ……………… 175

DASH (Debriefing Assessment for Simulation in Healthcare) ……… 140

DSA (digital subtraction angiography) ……… 160

EtCO₂ (end tidal CO₂) 199

Faces Legs Activity Cry Consolability Scale ‥ 66

Faces Pain Scale ……… 63

FLACCS ……………… 66

FPS …………………… 63

G〜J

GAS (Gather Analyze Summarize) method …… 140

high fidelity simulation ……………………… 137

Hugh-Jones分類 ……… 105

ICDSC ……………… 241

interventional radiology ……………………… 159

IPITM ……………… 155

IVR ………………… 159

JAMS鎮静コース ……… 142

JCI (Joint Commission International) …… 93, 246

L〜N

LEMONS法 ……… 196

MOAA/Sスケール ……… 58

modified Aldreteスコア ……………… 69, 201, 202

Modified OAA/S (Observer's Assessment of Alertness/Sedation) scale ……………… 58, 154

MPADSS (Modified Post-Anaesthetic Discharge Scoring System) ……… 69

MRI検査時の鎮静に関する共同提言 ……………… 240

NAPS ……………… 230

NMDA受容体 ……… 44

Non-anesthesiologist administration of propofol for gastrointestinal endoscopy: European Society of Gastrointestinal Endoscopy, European Society of Gastroenterology and Endoscopy Nurses and Associates Guideline--Updated June 2015 ……………………… 20

NPPV ……………… 101

NRS ……………… 63, 177

NSAIDs ……………… 47

Numeric Rating Scale ‥ 63

Nurse-Administered Propofol Sedation … 230

NYHA (New York Heart Association) 分類 … 107

O・P

OAA/S (Observer's Assessment of Alertness/Sedation) … 58, 154

OSAS … 101

PALS (Pediatric Advanced Life Support) … 206, 234

PCI (percutaneous coronary intervention) … 159

PDCAサイクル … 99

PIPP … 68

pKa … 50

Practice guidelines for sedation and analgesia by non-anesthesiologists … 17, 18

Premature Infant Pain Profile … 68

Privilege … 233

PSA (Procedural Sedation and Analgesia) … 145, 227

R〜V

Ramsay Sedation Score … 58

RASS … 58, 154, 177

Richmond Agitation Sedation Scale … 58

Riker Sedation Agitation Scale … 58

RikerSAS … 58

RSS … 58

SOAPME … 209

TJC (The Joint Commission) … 25, 198, 229, 236

triple airway maneuver … 158

VAS (Visual Analogue Scale) … 63, 177

VNS (Verbal Numeric Scale) … 63

和文

あ行

アセトアミノフェン … 47, 48, 189

アミド型 … 50

意識レベルのモニタリング … 82

異常嘔吐反射 … 216

痛みの評価項目 … 55, 57

胃排泄時間 … 150

異物 … 225

医療情報サービスMinds … 12

インフォームド・コンセント … 76

エステル型 … 50

悪心・嘔吐 … 120

オリエンテーション … 140

か行

回復期 … 96

回復室 … 88, 130

合併症 … 170, 201, 225

合併症に関与する因子 … 114

カテーテルアブレーション … 159

カテーテル検査室 … 159

下部消化管内視鏡 … 147

カプノグラフィ … 179

カプノグラム … 103

軽い鎮静・鎮痛 … 22

カルディオバージョン … 186

患者スクリーニング … 71

気管支攣縮 … 117

拮抗作用 … 31

気道確保 … 184

気道確保困難 … 175

気道・呼吸のモニタリング … 82

気道評価 … 150

Index

気道閉塞 …… 116, 170, 225
機能的残気量 …… 101
救急部 …… 78
業務権限 …… 244, 246
協力作用 …… 31
局所麻酔薬中毒 …… 50
禁煙 …… 105
筋肉内注射 …… 32
苦痛緩和のための鎮静に関するガイドライン …… 15
経口投与 …… 33
経皮的カテーテル心筋焼灼術 …… 159
経皮的冠動脈インターベンション …… 159
経皮投与 …… 33
ケタミン …… 44, 189
血中濃度 …… 29
高機能シミュレータ …… 133
高機能マネキン …… 137
高血圧 …… 118, 171
口腔外科手術 …… 218
膠質液 …… 87
喉頭痙攣 …… 116, 225
高齢者 …… 97
誤嚥 …… 117, 171, 226
呼気終末二酸化炭素分圧 …… 199
呼気二酸化炭素モニタ …… 247

呼吸器系合併症 …… 170
呼吸抑制 …… 88, 116, 157, 225
コンパートメント症候群 …… 191
コンピュータスクリーンベース …… 136

さ行

酸素需給バランス …… 108
ジアゼパム …… 34, 166
歯科診療における静脈内鎮静法ガイドライン …… 15, 240
歯科治療 …… 216
シクロオキシゲナーゼ …… 47
自己調節機能 …… 108
事前スクリーニング …… 71
シナリオ …… 140
自閉症児 …… 218
シミュレーション …… 145
シミュレーショントレーニング …… 132
シミュレータ …… 133
シャントの保護 …… 111
集中治療部 …… 78
手術室 …… 77
術前絶飲食ガイドライン …… 150
術前評価 …… 99, 149
循環器系患者 …… 217

循環系合併症 …… 171
循環動態に関するモニタリング …… 83
循環抑制 …… 88, 158
障害者 …… 218
消化器内視鏡検査 …… 17
上気道閉塞 …… 157, 192
晶質液 …… 87
脂溶性 …… 51
小腸内視鏡 …… 148
上部消化管内視鏡 …… 147
静脈注射の実施に関する指針 …… 244
静脈内注射 …… 32
処置室 …… 220
処置時の鎮静および鎮痛 …… 145, 227
徐脈 …… 118
振戦 …… 217
心臓カテーテル検査 …… 159
深鎮静・鎮痛 …… 23
腎排泄性薬剤 …… 111
診療ガイドライン …… 12
睡眠時無呼吸症候群 …… 101
スキルトレーニング …… 133
精神障害 …… 217
青斑核 …… 38
生理検査室 …… 79
絶食時間 …… 185

251

全身麻酔 …………………… 23
せん妄 ………… 121, 174, 175
相加作用 …………………… 31
早期離床 ………………… 173
相乗作用 ……………… 31, 35
その他の部署 …………… 79

た行

体位 ………………………… 103
退室基準 …………………… 91
タイトレーション ………… 98
タイムアウト …… 243, 246
タスクシミュレータ …… 134
タスクトレーナー
 …………………… 137, 138
胆・膵内視鏡 …………… 148
蛋白結合率 ………………… 51
チームビルディング …… 99
中枢性感作 ………………… 44
中等度／深鎮静・鎮痛に伴う
 合併症 ………………… 113
中等度鎮静 ……… 132, 227
中等度鎮静・鎮痛 ……… 22
中等度鎮静のトレーニング
 ………………………… 232
鎮静教育 ………………… 246
鎮静計画 ……………… 99, 243
鎮静実施中 ……………… 128
鎮静前患者評価 ………… 243

鎮静担当者 ……………… 93
鎮静中 ……………………… 95
鎮静・鎮痛計画 …… 164, 197
鎮静・鎮痛実施中 …… 128
鎮静・鎮痛担当者 ……… 25
鎮静・鎮痛前計画
 …………………… 125, 220
鎮静・鎮痛前評価
 …………… 123, 161, 218
鎮静の説明同意書 …… 243
鎮静の評価項目 ………… 55
鎮静のレベル ………… 197
鎮静場所 …………………… 77
鎮静前 ……………………… 95
鎮静前計画 ……………… 126
鎮静前評価 ……………… 123
鎮痛評価項目 …………… 57
低換気 …………………… 170
低血圧 ……………… 118, 171
デクスメデトミジン
 ……………… 38, 166, 189
デジタルサブトラクション血
 管造影 ………………… 160
デブリードマン ………… 186
デブリーフィング …… 140
天井効果 ……………… 42, 43
疼痛性ショック ………… 216
徒手整復 ………………… 182
トラマドール …………… 42

な行

内視鏡検査室 …………… 147
内視鏡室 …………………… 79
内視鏡診療における鎮静に関
 するガイドライン
 …………………… 15, 240
ナロキソン ………………… 54
日本医学シミュレーション学
 会 ……………………… 142
日本版・集中治療室における
 成人重症患者に対する痛
 み・不穏・せん妄管理のた
 めの臨床ガイドライン
 …………………… 16, 17
尿閉 ……………………… 121
認知障害 ………………… 217
ネーザルアトマイザー … 221
脳血管造影検査 ………… 159
脳血管内治療 …………… 159

は行

排出半減期 ………………… 29
判断トレーニング ……… 133
皮下注射 …………………… 32
非協力児 ………………… 217
非侵襲的陽圧換気療法 … 101
非麻酔科医による鎮静／鎮痛
 に関する診療ガイドライン
 …………………… 22, 93
肥満症 …………………… 101

Index

頻脈 …………………… 118
フェンタニル ……… 41, 189
不整脈 ………………… 171
ブプレノルフィン ……… 42
ブリーフィング………… 99
フルストマック ……… 185
フルニトラゼパム ……… 34
フルマゼニル …………… 53
プロポフォール
　…………… 166, 189, 230
プロポフォール注入症候群
　……………… 37, 121, 180
分布半減期 ……………… 29
米国病院機能評価機構 … 25

ペースメーカー移植術 … 159
ベンゾジアゼピン受容体
　………………………… 53
ペンタゾシン ……… 42, 166
放射線部（診断）……… 78
放射線部（治療）……… 78

ま行

慢性腎不全患者 ………… 110
慢性閉塞性肺疾患 …… 104
ミダゾラム
　……… 34, 166, 189, 221
モニタリング
　81, 90, 154, 166, 199, 222

モルヒネ ………………… 41

や行

薬物代謝の遷延 ………… 97
輸液内容の決定 ………… 86
輸液の必要性 …………… 85
輸液ルート確保 ………… 85
用手気道確保 ………… 158
予備能力の評価 ……… 107

ら行

離脱症状 …………… 53, 54
レミフェンタニル ……… 42

あらゆる場面で使える　鎮静・鎮痛 Q&A96

2016年9月15日　第1刷発行	編　集	安宅一晃
	発行人	一戸裕子
	発行所	株式会社 羊 土 社
		〒101-0052
		東京都千代田区神田小川町2-5-1
		TEL　03（5282）1211
		FAX　03（5282）1212
		E-mail　eigyo@yodosha.co.jp
		URL　　www.yodosha.co.jp/
ⓒ YODOSHA CO., LTD. 2016	装　幀	ごぼうデザイン事務所
Printed in Japan		
ISBN978-4-7581-1117-1	印刷所	日経印刷株式会社

本書に掲載する著作物の複製権，上映権，譲渡権，公衆送信権（送信可能化権を含む）は（株）羊土社が保有します．
本書を無断で複製する行為（コピー，スキャン，デジタルデータ化など）は，著作権法上での限られた例外（「私的使用のための複製」など）を除き禁じられています．研究活動，診療を含み業務上使用する目的で上記の行為を行うことは大学，病院，企業などにおける内部的な利用に該当せず，違法です．また私的使用のためであっても，代行業者等の第三者に依頼して上記の行為を行うことは違法となります．

JCOPY　<（社）出版者著作権管理機構　委託出版物>
本書の無断複写は著作権法上での例外を除き禁じられています．複写される場合は，そのつど事前に，（社）出版者著作権管理機構（TEL 03-3513-6969，FAX 03-3513-6979，e-mail：info@jcopy.or.jp）の許諾を得てください．

羊土社のオススメ書籍

臨床の疑問に答える
静脈麻酔 Q&A99

内田 整／編

TIVAの適応と禁忌は？術中覚醒の防止策は？高齢者のTIVAの注意点は？薬物動態モデルはすべての患者に使える？など、臨床でよく出会う疑問にダイレクトに答える！具体的なやさしい解説で、静脈麻酔の入門に最適！

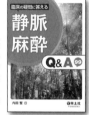

■ 定価（本体4,500円＋税）　■ A5判
■ 244頁　■ ISBN 978-4-7581-1114-0

麻酔科医として必ず知っておきたい
周術期の循環管理

循環モニタリングの原理、各種測定法から手術別循環管理の実際とトラブルシューティングまで

国沢卓之／編

麻酔科専門医をめざす専攻医は必読の、本格的に循環管理を学ぶための入門書！各種循環モニターの原理と特徴、機器ごとの違いがよくわかる！
周術期の麻酔に携わる医師や、臨床工学技士、看護師など、幅広い方におすすめ！

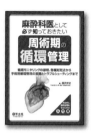

■ 定価（本体7,400円＋税）　■ B5判
■ 349頁　■ ISBN 978-4-7581-1116-4

チーム医療による
周術期管理まるわかり
安全で質の高い術前術後管理を行うための、チーム内の役割と連携

川口昌彦, 古家 仁／編

多職種連携のために、まずは各スタッフの仕事を知ろう！麻酔管理から薬剤管理、栄養管理、口腔機能管理、リハビリテーション等について、各役割ごとに術前〜術後管理のポイントを押さえてやさしく解説した入門書！

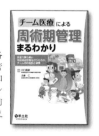

■ 定価（本体3,400円＋税）　■ A5判
■ 263頁　■ ISBN 978-4-7581-1113-3

気道管理に強くなる
エビデンスに基づいた、確実に気道確保するための考え方・器具選び・テクニック

大嶽浩司／監, 森本康裕, 駒澤伸泰, 上嶋浩順／編

気道評価などの基本から、各種声門上器具・ビデオ喉頭鏡の使い分け、困難気道の対応まで、エビデンスやガイドラインに基づいて解説！確実に気道管理するための、知識とテクニックが身につく一冊です。

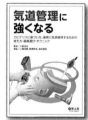

■ 定価（本体5,400円＋税）　■ B5判
■ 232頁　■ ISBN 978-4-7581-1791-3

発行　羊土社 YODOSHA

〒101-0052　東京都千代田区神田小川町2-5-1　TEL 03(5282)1211　FAX 03(5282)1212
E-mail：eigyo@yodosha.co.jp
URL：www.yodosha.co.jp/

ご注文は最寄りの書店、または小社営業部まで

羊土社のオススメ書籍

100倍楽しくなる麻酔科研修30日ドリル

青山和義, 讃岐美智義／著

研修の重要ポイントがスッキリ整理できる30日完成の書き込み式ワークブック. 1日少しの時間で, 薬剤の計算, 手技の手順, 解剖など, 現場ですぐに対応が必要になる必須事項がチェックできる. 指導用にも最適!

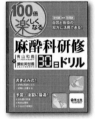

- 定価（本体2,900円＋税）　■ B5変型判
- 219頁　■ ISBN 978-4-7581-1112-6

周術期モニタリング徹底ガイド
臨床に役立つ機器のしくみと活用法
基本からピットフォールまで

讃岐美智義, 内田 整／編

手術室やICUで使われる様々な機器を網羅! 機器の製造元の企業が原理と使い方の基本を解説し, 第一線で活躍中の麻酔科医が使用できる場面, 役立つ病態やピットフォールなど臨床での活用法を解説した画期的な1冊!

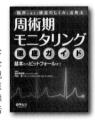

- 定価（本体5,800円＋税）　■ B5変型判
- 332頁　■ ISBN 978-4-7581-1109-6

改訂版 麻酔科薬剤ノート
周術期の麻酔・救急対応薬の使用のポイント

讃岐美智義／編

麻酔科で使う薬剤がわかるコンパクトな1冊! 麻酔のプロの実践的かつ専門的な使い方が学べます. 周術期によく使う, 新しい薬剤を中心に厳選しポイントを解説. 麻酔科医はもちろん, 手術に携わる外科系医師, 看護師におすすめ

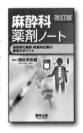

- 定価（本体4,000円＋税）　■ B6変型判
- 309頁　■ ISBN 978-4-7581-1111-9

心臓麻酔ポケットマニュアル改訂版
心血管作動薬, 人工心肺の知識から
心臓手術の麻酔・管理のポイント

野村実, 黒川智, 清野雄介／編

わかりやすいと好評の「心臓麻酔サブスペシャリティ入門書」の改訂版! TEEのチェック点, 体外循環の注意点, 術中トラブルの回避など, すぐに役立つ周術期管理のコツが学べます. サブスペシャリティ習得におすすめ!

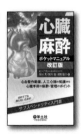

- 定価（本体5,400円＋税）　■ B6変型判
- 454頁　■ ISBN 978-4-7581-1115-7

発行　羊土社 YODOSHA
〒101-0052　東京都千代田区神田小川町2-5-1　TEL 03(5282)1211　FAX 03(5282)1212
E-mail：eigyo@yodosha.co.jp
URL：http://www.yodosha.co.jp/

ご注文は最寄りの書店, または小社営業部まで